這些年
我們一起 寫下的故事

——泌尿科醫師和他的病人

花蓮慈濟醫院 泌尿部主任
郭漢崇——著

CONTENTS

推薦序

生生世世的約定／證嚴法師

回想花蓮慈院啟業初期，要人沒人，每一位願意來慈院服務的醫護人員，都是真心愛的能量，譬如郭漢崇教授。當年他剛升上主治醫師，正是意氣風發的時候，臺大也正準備送他到美國深造；然而他全都放下了，甘願來到後山花蓮開疆闢土。就憑這分情，師父就有說不盡、道不完的感恩。

當然，從頭開始建置的繁瑣和艱難，都不能困住一位有理想有作為的醫師，花蓮慈院泌尿科在他的主持下，目前已經做到世界級的水準了。前來求診的病患不僅塞爆他的診間；每年也都有幾十位透過網路搜尋，專程飛來臺灣請求解除沉疴的國外病患，郭教授手到病除，不曾讓他們失望過。

即便已是大師級的醫師了，民眾的衛教工作，郭教授還是親力親為。從二〇一七年四月開始，每週三下午開診前，他提早十五分鐘，對候診的民眾進行衛教，同時透過臉書直播，經由網路無遠弗屆的力量傳播泌尿醫學的相關知識。

郭教授不只醫術名揚中外，對待病患雖非親人，勝似親人。有位癌末的八十多歲阿公，膀胱大量出血，痛到不斷呻吟。郭教授照顧他到半夜一點多，病痛稍微舒緩些，他才回家歇息。半夜三點多，阿公又痛到呻吟，他兒子一看血都冒出來了，只好打電話向郭教授求援。被窩還未睡暖又被叫回醫院，他一樣細心耐心呵護著，一直忙到天亮就直接去門診了。阿公看在眼裡，跟師父說：「我來到這家醫院，真正看到觀世音菩薩了！」

有一天，郭教授巡房時，這位阿公跟他說：「郭醫師，我的兩隻眼睛怎麼看著看著一個人變成兩個人呢？」他回說：「沒關係，我們不要看人，就看鈔票，一張鈔票看成兩張，那多好啊！」逗得阿公哈哈大笑。郭教授才輕拍阿公的肩膀說：「沒關係，這種藥本就如此。」病患開心的與志工分享，郭教授不但照顧得無微不至，又非常幽默。

郭教授巡房時，有位住院治療的老阿嬤顫顫巍巍的起身想要謝謝他，但久病造成骨盆底肌肉鬆弛，兩粒圓滾滾的糞便竟從褲管掉出來，他見狀立刻彎下身，將糞便撿起來，還一邊勸慰：「妳的大便一點都不髒，我用衛生紙拿起來，地上還乾淨的呢！」原本尷尬的阿嬤頓時被一股暖流所包圍，嘴角綻放一絲笑容，襯映出眼角的淚光。

順利排尿對一般人來說是再平常不過的事了，但對於脊柱裂和脊髓損傷病患而言，卻是遙不可及的夢想。郭教授選擇泌尿科為職志，就是要為這些病患作後盾，希望能夠改善病情，起碼可以避免反覆感染，最終目的是可以像正常人一樣順利排尿。

不過，這個過程十分漫長而艱苦，病患要經得起時間的折騰，距離痊癒的目標，往前推進一步就是一步；郭教授用心的陪伴和呵護，病患看在眼裡，感動在心裡。

書中記載二十三篇醫病關係的小故事，不過舉其犖犖大者，其實，每位前來求醫的病患都是他生命座標中的一個光點。因為他把病患的事當成自己的事，用同理心與病患互動，病患也樂於將生命託付予他。這本書收錄許多醫病之間互動的感人故事，讀來滋味綿長，動人心弦。

生命隨著時日而縮減，但是慧命也隨著歲月而增長；郭教授不僅在臨床上用心呵護病患，他還擠出寶貴的時間認真作研究，篇篇論文都可以登上世界級的醫學雜誌。醫學教育的傳承，也是他不可推卸的使命，常常帶著一群慈大畢業的醫學生，亦父亦師陪伴著這群準醫師作研究、寫論文，論文發表的數量很可觀，也都是上乘之作。

很感恩郭教授一來就生根花蓮，與師父訂下三十年長約，在那艱困的歲月，立時安定所有人的心。一晃三十年過去了，現在自動續約延長到五十年；豈只五十年而已，「不為自身求安樂，但願眾生得離苦」，希望是生生世世的約定，倘若如此，天下的病患就得救了。

作者序

做一個有故事的醫師／郭漢崇

「排尿」是一個很簡單的動作，平常人不會覺得能夠輕鬆自在的解小便，是有什麼了不起！可是排尿本身可是個大學問，當有了尿失禁，或是尿解不出來時，你才會感受到，能夠輕鬆的排尿，是多麼令人快樂的一件事啊！

一九八一年開始，我在台大醫院擔任住院醫師時，總醫師跟我說，「尿路動力學檢查」是一個很有前途的學問，於是便開啟了我的尿路動力學研究路。不過實際的情形是，那時候科內沒有人願意去做這種檢查，於是我從第一年住院醫師開始，就幫病人做檢查。

尿路動力學檢查必須要在病人的尿道放一條導尿管，再從這個導尿管去做膀胱以及尿道相關的檢查，來偵測病人在尿液儲存以及排空時的不正常表現。藉著檢查的結果，來診斷病人可能的病理生理學，做為我們治療的標準。但是因為必須要碰觸病人的屎尿，而且放尿管時病人會因疼痛而抱怨，所以大部分的醫師都不願自己去做，而是交代技術員做，自己再去看結果。

在那個時代，沒有什麼參考書可以用，在國內也沒有老師可以詢問，而且當時我也沒辦法出國，於是我就一個人埋頭在圖書館裡面尋找資料。沒有網路的時代，找資料是很辛苦的事情！找到資料之後，必須拿去影印，然後收集成冊，帶回家每天看。不懂的地方，就多看幾次，慢慢看，好像也逐漸懂了。從那時開始，我就對於「功能性泌尿學」，也就是排尿障礙相關的疾病診斷以及治療，有了較深入的研究。

在一九八八年，我因為受到證嚴法師感召，決定投身醫療資源缺乏的地區，毅然決定從台大醫院轉到花蓮慈濟醫院來任職。那時候，我爭取購置了一台「多頻道尿路動力學檢查儀」，利用這個檢查儀，來檢查病人的膀胱功能以及排尿功能。有感於病人需要更精準的檢查，並具體了解自己的生理狀況，從一九九六年開始，我又向院方爭取擴充設備，將平常的「尿路動力學檢查」擴充成「錄影尿動力學檢查」。經由影像學以及壓力尿流合併的研究，看到了許多過去不了解的下泌尿道功能障礙。隨著檢查數量的增加，我在相關臨床研究的廣度及深度，也漸趨成熟。

至今，我們已經做了二萬二千例以上的錄影尿動力學病例，發現了許多過去所不了解的病理生理學，也開發了許多種新型的排尿障礙治療。漸漸地，花蓮慈濟醫院泌尿部「排尿障礙治療暨研究中心」，成為台灣知名的治療單位，也是許多年輕的泌尿科以及婦女泌尿科醫師，朝聖受訓的地方。在亞洲，乃自於世界上做功能性泌尿學的學者，也都認識我們。我也在許多的治療指引、國際會議上，發表我們團隊所做的研究成果，成為我的一點小小的成就。

也因為如此，這三十四年來有許多具有排尿障礙的病人，逐漸聚集到花蓮來。我對這些病人特別的好，用心幫他們治療，也因此讓我得到學術上的成就。例如脊髓損傷的排尿障礙、婦女應力性尿失禁、男性下尿路症狀的鑑別診斷、間質性膀胱炎、K他命膀胱炎、婦女的反覆性膀胱炎，甚至是小孩子的脊柱裂導致神經性膀胱，或是因為攝護腺癌根治性手術導致的尿失禁，都可以經由準確的診斷，給予正確的治療，而得到良好的結果。事實上，功能性泌尿學的病人與其他泌尿系統癌症、結石的病人，是不一樣的。病人常充滿了焦慮、不安，需要醫師更多的安慰與支持。經由醫師充滿信心的提供充分的衛教以及說明，往往能讓病人對於自身的下泌尿道病理生理學有充分的了解，進而願意接受我們給予的治療。

如果沒有精準的診斷，治療的結果可能會差了十萬八千里，甚至會產生一些不應該發生的併發症，造成以後處理上的困擾。所以執行功能性泌尿學的泌尿科醫師，與病人之間的互動，也就特別的重要。

在我們的病人當中，尤其以「間質性膀胱炎」的婦女最需要關心。由於長期的膀胱疼痛，卻找不到病因，導致她們在情緒上極度低落，有時甚至會有輕生的念頭。這時，如果我們給予適時的關心與心理支持，再加上對於膀胱疾病正確的治療，其實大部分的病人都可以慢慢的與疾病共存，對自己未來的治療結果具有信心，堅強的生活下去。

脊柱裂的小孩在一生下來後，父母親就開始了一生辛苦的照護工作。小孩子無法小便或是一直漏尿，更是父母親心中的痛！這些病人都需要全人的照護，了解其病理生理學以及家庭背景，並且預期未來長大之後，進一步的處置原則，才能讓他們有一個快樂的童年，而且可以順利長大。當然，長大之後，進一步的治療、如何保護腎臟功能，以及給他們良好的排尿處置，更是我們必須要審慎考慮的地方。

脊髓損傷的病人，在他們受傷之後，就會變成我們永久的朋友，我們必須要終身照護他們，當他們的靠山。因為下泌尿道功能會隨著時間改變，脊髓損傷者也會飽受反覆尿路感染以及腎功能變化的可能併發症之苦，他們需要一個強而有力的醫療團隊，在旁邊陪著他們、照顧他們，一直到老。

男性的下尿路症狀，常常會被誤以為是「攝護腺肥大」的代名詞。其實很多病人接受了不當的手術，不但症狀沒有改善，甚至還造成不必要的傷害及後遺症。而有些病人則可能需要手術，卻被醫生當作是神經性膀胱，使用藥物無效的治療，造成他們極度的不安。然而，經過我們的精準診斷，正確的手術，就可以改變他的一生。

另外，膀胱過動症、應力性尿失禁，以及慢性尿滯留導致無法排尿的病人，這麼多種類的病人來到我們這裡，都需要慢慢的抽絲剝繭、分門別類，找出他們的問題究竟在膀胱？在尿道？還是在大腦？然後才能提供他們優質的排尿處置，以及後續無感染、不傷腎的治療。

有很多無法排尿的婦女來到我的門診，是因為在外面的診所或醫院被宣告治療無效。有些是一、兩年，有些甚至長達七、八年。這麼長久的時間裡，她們四處求醫，卻苦尋不到好的治療。殊不知，只要將膀胱頸切開就可以恢復正常的排尿。

尿失禁的孩子，無法用藥物改善，但只要確定膀胱功能是正常的，在尿道下加一條筋膜懸吊，也可以讓他們從此獲得一個健康而燦爛的青春。

這些功能性泌尿學的治療，就像魔法般的奇妙，一個小手術或是正確的用藥，就可以完全改善病人的排尿處置。

排尿是一個人生活品質最重要的幾件事情之一，沒有正常的排尿，常常會讓一個人陷入重度的憂鬱，整個人生從彩色變成黑白，什麼事都不想做。但只能夠讓病人恢復正常的膀胱儲尿或是排尿，他們的人生又會變得燦爛起來。所以功能性泌尿學比起許多癌症、結石，或是解剖性的疾病而言，往往會帶給病人更多的生機和快樂。

我從住院醫師開始一直到現在，親自執行功能性泌尿學的檢查與治療接近四十年。在這四十年當中，我體會到相當多的感動。其實每個病人都需要被關心，都希望醫生能對他好一點。而我秉持這樣的觀念，只要是我在花蓮的一天，我一定會每天巡房二次到三次，如果假日沒有外出，我也會早晚各花個十分鐘，來看看我的病人。因為我希望他們既然成為我的病人，這段住院時間就是跟著我，而我要讓他們每天看得見醫師，讓他們知道今天的狀況，了解自己病情的變化，並可以安心的休息。

我記得有一位病人，我沒有告訴她，週末要到台北去開會。等到星期天晚上回來，我去病房看她時，她居然紅著眼眶跟我說：「郭醫師，你昨天、今天都沒有來看我，讓我覺得好像孤兒一樣，我在病房中一直在等著你！」雖然她的疾病並沒有什麼變化，只是在等待著出院，但是病患的心情，做為一個醫生，是必須要了解的。

我總覺得，選擇醫師這個行業的人，基本上先天就較具有悲天憫人的胸懷。而在行醫之後，更應像傳道士一般，將病人的苦痛當作是自己的苦痛，盡一己之力去幫助他們脫離病痛。

醫生不但是病人「身體的修補站」，更是他們「心靈的避風港」。尤其是很多膀胱疼痛的病人，更需要醫師的關懷。平常我們在做手術前、手術後照顧病人，有些細微的動作，像是輕輕地拍他們的肩膀、摸摸頭，多幾句安慰他們的話，聊聊他們平常熟悉的事情，往往就能表達醫師真誠的關懷和體貼。這些關懷，會讓他們覺得很幸福。讓病人多一點幸福感，是醫師的責任。只要我們能夠傾聽病人的心聲，能夠化解他們內心的痛苦，哪怕只要一分鐘、兩分鐘，病人就會像是得到整個世界一般的快樂。那麼，我們為什麼不多給他們一些呢？

很多時候，我們不夠仔細傾聽，然而每個病人都有自己的需求，有內心的吶喊，他希望得到什麼樣的治療結果。但是醫師往往會用自己的觀點來告訴病人，我要給你什麼治療。醫生與病人之間，經常缺少良好的溝通，各自站在不同的平台思考。

其實醫師在講話的時候，腦中是有畫面的。因為醫師受過專業的訓練，知道解剖、生理、病理的變化，但對病人而言，這些都是非常抽象的。因此我們常常需要使用一些貼近疾病變化的比喻或是模型，來讓他們知道問題是在什麼地方？而我的治療會如何修正他們的問題，讓病人能充分的了解。

我在使用錄影尿動力學檢查時，提供了一個醫病關係的橋樑，而且做為病理生理學說明的依據。病人可以看著影像裡面的膀胱以及尿道，加上自己膀胱的感覺，了解問題是在什麼地方，而我們可以用什麼方法來解決他的問題。這雖然需要時間，但是卻可以讓病人得到非常好的畫面。加上在檢查中，我們可以與病人直接互動，對病人來講，他會感受到醫生對他的好。一些小小的動作，一些不經意的話語，或是仔細的病情說明和情境描述，都會讓病人感動不已。

也就是這樣子，三十多年來，我在台灣醫學界漸漸建立了名聲，許多人從台灣各個角落來到花蓮找我，甚至有從國外查尋網路、透過臉書訊息，跟我取得聯繫，然後來到花蓮治療的個案。這些病人，我都竭盡所能的來幫助他們，讓他們得到最佳的治療結果。

三十幾年過去，其實我也相當累了！然而，累積在我腦海裡面的故事，卻非常的鮮明。當一個外科醫師，只有充分了解病人的病情，了解他的家庭以及可能影響到他的一些背景，才能從他身上得到精彩感人的故事。醫病關係就是如此，病人將他的身體託付給醫生，外科醫師甚至可以探入病人身體裡的深處，沒有一個人，比起醫生和他的病人關係更密切的。

親切的醫師能讓病人覺得非常幸福，而這個醫師也由病人的身上和他的治療過程當中得到成就感。病人本身，甚至是他的全家，對於醫生的感激，其實就是醫師最好的回報和感動。每一個醫師在行醫過程中，都應該好好把握這些不是其他行業所能得到的故事。而這些故事，在我們年老的時候一一的回憶，就是我們最大的慰藉和典藏。

隨著年紀愈來愈大，深怕記憶中的這些故事會愈來愈模糊。所以我藉著這本書，把一些尚未遺忘，讓我深刻感動的故事記錄下來，做為自己這段人生的一個註腳。

「做一個有故事的醫師」，就是我對年輕醫師們最大的期望。

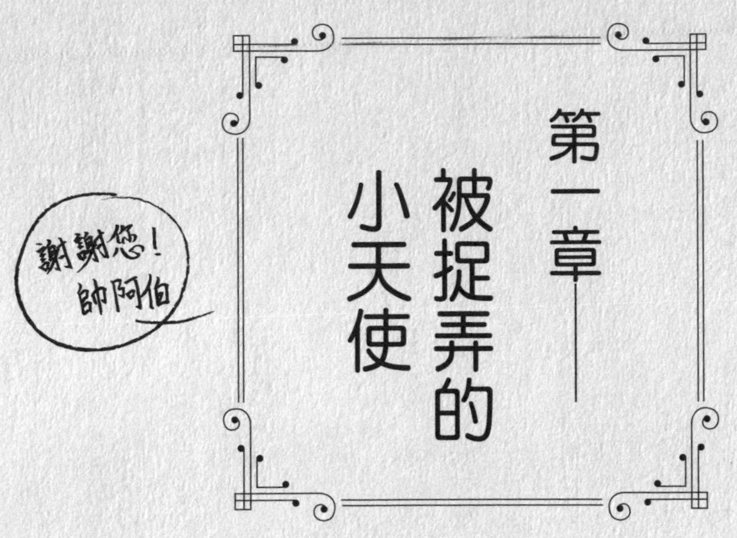

第一章 被捉弄的小天使

Dear 漢崇阿伯~

這次也很感謝您的幫忙，

其實每次都很感謝啦！

也謝謝您跟我說很多

不管是身體上的還是人生上的，

您總是給我滿滿的安全感！

以後可能還是要請您多多幫忙了，

嘻嘻!!!

您永遠是我心中最帥的阿伯~

我

我想要一個聖誕禮物

她輕輕小聲地告訴我：
「醫生阿伯，我想要的禮物，就是不要導尿了！」
聽聞這麼卑微的希望，讓我非常心疼，
鼻子一酸，淚水頓時充滿了眼眶。

第一眼看到佩汝時，很難不被她漂亮的臉龐吸引。圓圓胖胖的小臉，配上烏黑的長髮，以及圓滾滾的大眼睛，講話的時候，嘟著厚厚的嘴唇，實在太可愛了！可是在那稚氣又充滿靈氣的臉龐上，卻可以看到她有著惆悵和無奈的眼神，那樣的神情不應該出現在一個五歲大的小女孩身上。

其實佩汝無論走路、講話、表達都很正常，一切都跟同年齡的小女生沒有兩樣。可是她在這個年紀還包著尿布，由父親帶著來找我。相較於被打扮得漂漂亮亮的女兒，她的父親則完全不同，一個大約四十歲的男人，頭髮有些凌亂，臉上鬍鬚也沒有刮，穿著一件已經陳舊的襯衫，皺得像剛從洗衣機拿出來一樣，西褲、皮鞋也都髒髒舊舊的。很顯然，他因為照顧女兒而忽略自己的生活細節，甚至可以看出他生活在一個相當焦慮、不安和不如意的世界。

從佩汝的父親口中我了解了佩汝的病史。她是一個生下來就有「無肛症」的小女生，甫出生，小兒外科醫師立刻為她做了人工肛門，讓她不會因為腸道阻塞、脹氣而導致敗血症。腸胃道的問題則在一歲時做了巨大結腸切除以及肛門重建手術之後，穩定了下來。

不過佩汝還是會有便祕的問題，因為腸子蠕動不好，所以大便是一顆一顆的堆積在肛門裡面，父親必須每天在固定的時間用手指頭將她的糞便從肛門裡挖出來。雖然如此，佩汝其他的腸胃功能仍然健全，可以進食，也長得還不錯。

泌尿系統畸形，天生僅有一腎

可是泌尿系統就全然不是這麼一回事。生下來之後幾天，佩汝就開始發燒，小兒科醫師檢查發現她的腎臟只有右腎，左腎怎麼找都找不到。原來她有先天性的左腎發育不良症，而右邊腎臟又有輕度的水腫，所以尿路感染的問題應該是從右邊腎臟來的。再經過檢查後發現，佩汝的膀胱裡面脹滿了尿，無法排尿，脹尿時尿液會從膀胱往輸尿管流進去，導致腎臟持續水腫。腎臟水腫使得細菌容易侵犯腎臟，引起急性腎盂腎炎。發現了這個問題之後，醫師便立刻幫她放置導尿管，並使用抗生素解決發炎。

腎水腫穩定後，檢查又發現膀胱的收縮力也相當差，膀胱的壓力在脹尿時會隨著上升。也就是說，佩汝的膀胱缺乏彈性，因此增加的膀胱內壓，便會往右腎流過去，造成腎臟的水腫。

這個問題可能是來自於她的脊髓，因為脊柱發育不良而產生「脊柱束緊症候群」壓迫神經，造成膀胱收縮力降低並纖維化。當佩汝還在母親子宮裡就應該有腎水腫的狀況，只不過在產檢的時候醫生並沒有發現，也沒有發現膀胱過脹，因而耽誤了診斷的時機。還好佩汝的尿道括約肌因為神經的受損而較為鬆弛，當膀胱壓力上升的時候，尿液除了往上流，也會往外滲出來，因此腎臟雖然只有一顆，還是可以維持在正常功能的範圍內。

父親竭力照顧女兒

新生兒初期的排便問題，佩汝在一歲以後逐漸穩定，但是尿路感染的問題依然困擾著她。大概每一、兩個月就會因為尿路感染而發燒，必須住院使用抗生素治療。泌尿科醫師檢查後發現，她的膀胱壓力極高，因此測量正常的安全膀胱容量之後，建議父親每兩個小時幫她導尿一次，而且必須在膀胱內尿液累積到六十毫升之前就將尿導出。

只要六十毫升以上，膀胱便會壓力過高令腎臟水腫，也容易造成膀胱表皮破裂，導致細菌感染。如此一來，佩汝的父親每兩、三個小時就得幫佩汝導尿一次，有時候佩汝水喝多了，可能就會讓膀胱過脹，造成腎功能受損。

這是一個相當棘手的膀胱處置，但是不這樣做，小孩子就會反覆的急性腎盂腎炎，甚至腎功能受損。尤其是佩汝只有一顆腎臟，這樣子的狀況可能會危及小孩子的生命健康。佩汝的父親為了孩子忙得焦頭爛額，連工作都沒有辦法持續下去，只能辭掉工作，專心照顧佩汝。而他的太太只能一個人養家，還要照顧佩汝的哥哥。夫妻倆各照顧一個孩子，生活變得非常混亂，情緒也容易變化，兩人經常為了孩子的事情吵架，終至不講話，形同分居。佩汝的父親就這樣帶著她，到處尋訪名醫，想要尋求更好的解決方式。

醫院檢查像是在家一樣安心

佩汝三歲時被父親帶來診間，為了了解她的排尿問題，膀胱壓力的測定以及小便時膀胱的收縮力和膀胱出口的狀況都是非常重要的，因此，我幫她安排了「錄影尿動力學檢查」。這個檢查需要讓佩汝平躺，然後從她的尿道伸入一條小的導尿管，接著從這個導尿管灌注生理鹽水，一直到佩汝想要小便的時候，再讓她自己小便。

檢查的時候，必須用X光透視機監測她的膀胱收縮以及尿道張開的情形。這個檢查真的會有點不舒服，因為導尿管放進尿道的時候會有刺痛感，而且檢查時，膀胱逐漸的變脹，也會產生急尿感，讓病人非常緊張。大人已經如此，更何況是小孩子？可是，佩汝在檢查的時候，總是乖乖的躺著，讓我們把她的兩隻小腳張開來，消毒尿道口之後，再將導尿管塗上潤滑劑，輕輕的放進去。當我們把導尿管放進去的時候，只見她眼睛稍微瞇了瞇，嘴角牽動了一下，但是卻不會像其他小孩子一樣哭鬧，看了著實讓人覺得很心疼。

佩汝的爸爸跟我說：「小孩子每天都要導尿，從小到大，她已經習慣了這種生活，因為這就是她人生的一部分。」聽起來令人心酸，但卻是事實！還好因為佩汝的局部感覺神經缺損，所以導尿管放入尿道時比較不會痛。有時候，我們會覺得好像是老天爺跟我們開玩笑，祂給了這個小孩子一個殘缺的下泌尿道，卻又讓她在檢查時，不覺得痛。似乎這就是老天另外給的恩賜吧！

佩汝經過了多次的檢查，跟檢查室的芋樺姐姐已經成了好朋友。每次來她都會問芋樺姐姐說：「今天的小禮物是什麼？」芋樺姐姐就會拿出小餅乾或是一顆小糖菓，跟她說：「等妳做完檢查，就可以有這個小禮物嘍！」佩汝就會似懂非懂的點點頭，微笑的爬上檢查台。這一幕場景經常會在我的腦中盤旋，我們幫小孩子做檢查，就是應該要這麼親切，讓她覺得好像在家裡接受爸爸導尿一般安心。對於這樣的小孩，要給她的疼愛永遠是不夠的。

不願接受尿改流治療

這一次的錄影尿動力學檢查後發現，她的右邊腎臟還有輕微水腫，不過因為父親定時的幫佩汝導尿，所以她的膀胱輸尿管尿液逆流已經改善。然而長期脹尿以及神經受損的膀胱，卻出現肥厚小樑化的現象，膀胱收縮時，尿道外括約肌也有放鬆不良的情形。我建議他，導尿已經不是最好的方法，唯有讓尿液持續的流出來，才能避免腎臟繼續受損以及反覆性尿路感染。最好的治療方式就是把膀胱拉到下腹部做一個造口，讓尿液在沒有壓力下流出來，然後讓尿布把尿液吸乾。如此一來，小孩子不用再導尿，膀胱內壓會降低，較不會有尿路感染，腎臟也能得到保護。

但是佩汝的父親依然無法接受我的建議，他一直問有沒有更好的辦法，可以在不動刀的情況下保護她的腎臟。反覆的感染，讓佩汝的腎功能逐漸受損，但還不到很嚴重的程度，很顯然尿道的鬆弛，保護了佩汝的腎臟。因為佩汝的父親不願意接受尿改流的治療，我只能持續使用藥物降低膀胱內壓，以及使用抗菌藥物來減少尿路感染，保護她的腎臟功能。

看到佩汝的父親帶著女兒四處奔波求醫，兩人都很辛苦，所以我曾實在地告訴他，台灣即使是大型醫院，能處理這類個案的醫師也極少，不如專心待在一家醫院與醫師討論出最佳的治療方式。不過他們在門診治療幾個月之後卻不見了！想必他又帶著女尋求別家醫院的治療了吧。

最後一次看診

在佩汝六歲的時候，父親最後一次帶她到我的門診來。小孩子那時發著燒，我一檢查發現，她的腎臟腫得很厲害，膀胱也脹滿了尿。我問父親：「你現在導尿，多久導一次？」佩汝的父親說：「現在大概都三小時導一次尿，因為尿會自己滲出來。」他認為小孩子自己會排尿，所以並不需要導尿導那麼多次。其實這並非經過檢查而得到的結論，而是用他自己所想的方式來處理。佩汝看起來還蠻健康的，但是會陰部因為長期漏尿以及包著尿布，已經出現了相當明顯的紅疹，我建議她住院再接受進一步的檢查與治療。

檢查的時候，我們發現佩汝的膀胱確實逐漸長大，但是依然處於過動的狀態，收縮力不好，而且只要收縮尿液就會漏出來。雖然並未出現逆流，但是膀胱內壓持續升高，導致腎臟依然處在較為腫脹的情況。尿路感染的問題比較容易解決，我們使用抗生素治療幾天之後，小孩子就沒有發燒，腎臟也消腫了。在評估完佩汝的膀胱功能之後，我們建議父親，除了持續用藥之外，還要定時導尿，導尿量絕對不要超過一百毫升，因為太高的膀胱內壓，容易傷害膀胱及腎臟。

我想要的小禮物，就是不要導尿了！

父親經過這幾年的學習，逐漸懂得應該要定時帶佩汝去看醫生，但是定時的導尿，確實讓他吃不消，小孩子二十四小時不能離開他，也讓佩汝的父親心力交瘁。但是頑固的他，依然不願意接受我的建議。

那一年的聖誕節前，大家都歡天喜地的準備過節，佩汝的身體也健康了起來，準備要出院。

我查房的時候走到她的床邊，看著有著小天使般可愛臉龐的佩汝，卻有著別的小孩沒有，那麼令人傷心的泌尿系統問題，不禁覺得非常的感傷。我摸摸她的臉龐，問她說：「佩汝，如果我是聖誕老公公，我可以送妳一個禮物，妳想要什麼禮物呢？」她低下頭，羞澀地用眼睛偷瞄著我，想說什麼話，卻又說不出來，看了令人十分心疼！我跟她說：「妳想要什麼東西偷偷的告訴我，不要讓旁邊的護士阿姨聽到。」我把耳朵湊近她的嘴邊，只聽她輕輕小聲地告訴我：「醫生阿伯，我想要的小禮物，就是不要導尿了！」這麼卑微的希望，這麼令人心酸的願望，聽在耳裡讓人非常心疼，鼻子一酸，淚水頓時充滿了我的眼眶。

佩汝天生有泌尿系統殘缺，自出生以來，她從來不知道一個小女孩應該擁有什麼樣快樂的童年，只是在父親陪伴下，一天到晚看醫生、吃藥，每三個小時就要導尿一次，每一、兩個月就得住院，這種人生對她來講，是一種折磨。她看著其他小孩子快樂的玩耍、嘻笑，卻只能在一邊等待著人生出現轉變。對於這樣子卑微的聖誕禮物，我能不能給她？答案是肯定的！可是因為佩汝的父親心疼女兒這麼小就要開刀，不願意接受醫師的建議，因此讓她持續的過著導尿的生活。

這個故事距離現在已經十五年了！現在佩汝也應該是二十歲的妙齡少女，不知道她現在過得怎麼樣？也不知道她現在的排尿是不是已經恢復正常？每當我看到家長帶著脊柱裂的小孩到我診間時，我總會想到佩汝，想到那天真可愛的臉龐，以及當時輕輕的跟我講，她想要的耶誕節禮物——不想要導尿的願望，神情充滿期盼。這一類的孩子都是很可憐、很辛苦的，需要我們扶持與陪伴，但是重要的是，家長必須要能夠配合醫師的指示，才能讓這些小孩子快樂健康的長大。

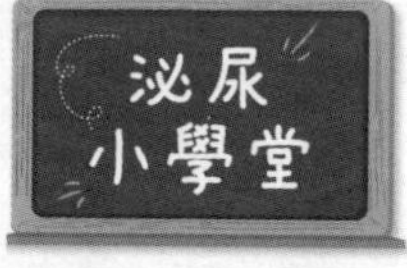

認識無肛症的泌尿系統畸形

「無肛症」是很少發生於新生兒的先天性畸形，主要是因為胎兒時肛門沒有正常的發育，導致腸道的出口阻塞。通常「無肛症」的小孩也會伴隨相當程度的泌尿系統畸形。

治療方式

如本文中的佩汝，缺少一顆腎臟的發育，同時有不正常的排尿功能，導致排尿時候壓力上升，造成剩下的另一顆腎臟水腫。

在處理的時候，應該以保護腎臟功能為第一優先。可以使用膀胱造瘻或是間歇性導尿來處理腎水腫，等到小孩較大的時候，再做根治性的治療。

導尿的時候應該注意控制膀胱在安全性的容量，必須在膀胱壓力不過高的時候就進行導尿。不正確的間歇性導尿常常造成膀胱過脹，導致腎功能逐漸變差。如果再加上反覆性的腎盂腎炎，腎臟功能可能會更早惡化，進而走到腎衰竭，必須要洗腎的地步。病童的家長應該要與醫師配合，定期進行膀胱功能檢查以及腎功能評估。如果發現腎功能已經受損，顯示膀胱現在的處置方式並不能夠改善腎臟功能時，則需要先做膀胱表皮造瘻，等小孩子長大之後再來處理。

許我們一個正常的生活

我們查房時看到父母親跟恩嘉三個人睡得非常甜美，
他們已經兩年半沒有如此舒服的睡個覺。
半夜不用再起床導尿，這個小手術，
居然改變了這一家人的生活。

清晨五點，外面的天空都還是暗的。張先生猛然驚醒，趕緊搖醒一旁仍在睡夢中的張太太。打開電燈，在一旁的小恩嘉正熟睡著，夫妻倆趕緊下床，一個準備消毒用的優碘，另外一個則把昨天晚上剛用過的導尿管拿起來，用生理鹽水沖一下。

夫妻倆手忙腳亂，輕輕的把小恩嘉扶正，脫掉她的紙尿褲，把兩隻小腳彎曲起來，露出尿道口。爸爸用棉花棒沾了優碘藥水，在尿道口周圍消毒兩次。媽媽則把自行導尿管拿出來，沾上一些潤滑劑，然後慢慢地將導尿管放進尿道口裡面。雙眼仍緊閉的恩嘉在這時動了一下，似乎感覺到尿道口有點疼痛，然後又繼續熟睡。夫妻倆看著尿液汩汩的由導尿管流出來，在彎盆裡面的尿越來越多。爸爸心裡想，糟糕了！怎麼導出這麼多的尿？當尿液終於全部從膀胱流出來，媽媽拔掉導尿管之後，爸爸把導出來的尿用一個量杯一量，發現居然有二百毫升這麼多，今天恐怕小恩嘉又要到醫院去了。

果不其然，天亮以後，媽媽摸了一下小恩嘉的額頭，已經開始有點發燒的跡象。小恩嘉有點精神不濟，懶散的躺在床上起不來。爸爸跟媽媽著好裝，讓小恩嘉吃過早餐後，夫妻倆便準備帶恩嘉到醫院報到了。這是恩嘉在最近一年來，第五次的尿路感染。

這一次感染的主因，是因為恩嘉的爸爸媽媽昨晚實在太累，他們除了工作之外，還忙著幫恩嘉的祖父母處理公司的事情。忙到十二點多，原本應該幫小恩嘉導完尿之後才入睡，沒想到睡前居然忘了設定鬧鐘，爸爸在清晨五點驚醒時已經過了五個小時。醫師告訴他們夫妻，小恩嘉必須定時導尿，導尿的時間為白天兩個小時、晚上三個小時，盡量讓小恩嘉的膀胱容量不要超過一百毫升。要不然膀胱過脹，腎臟會腫起來，很可能就會產生急性腎盂腎炎，又要住院一個星期。這就是小恩嘉在二歲半以前，一家人生活的日常。

脊柱裂小孩，泌尿系統失常

恩嘉在胎兒時期，醫生就在產檢時發現她是一個「脊柱裂」小孩。脊柱裂會導致脊髓膜膨出，在她的臀部上方有一個突出來的腫塊，除此之外，她的兩邊腎臟都有水腫，膀胱也脹得比一般正常的胎兒還要大。因此，醫生懷疑這個小孩子有神經性的病變，導致排尿不正常以及腎水腫。生下來之後，確定小恩嘉有脊髓膜膨出，所以立即就轉到小兒外科進行手術。

脊髓膜膨出是一種先天性的脊柱裂，因為脊柱的融合不良，使得原本應該關閉的神經管有個裂縫，脊髓神經向外膨出，變成一個沒有骨骼保護的腫塊。有些人狀況比較輕微，只有稍微膨出一點，只要手術將脊髓重新埋在脊柱裡面就可以。但較嚴重的脊髓膜膨出則會形成腫塊，必須立即開刀切除，再將脊柱周圍的組織縫合，防止細菌感染。

如果沒有及時處理，很可能會在小孩子出生之後，產生細菌性的腦膜炎，因而死亡。但是手術切除了脊髓膜膨出的腫塊，卻會造成相當程度的神經根受傷。所以這一類的小孩子在神經學手術後，都會有不同程度的排尿障礙。有些是膀胱收縮力正常，但是括約肌放鬆不良，導致膀胱內壓過高，甚至會有膀胱輸尿管尿液逆流及腎臟水腫；有些則是膀胱沒有收縮力，尿道壓力較高，小孩子沒有辦法排尿，造成膀胱過度脹尿，壓力也會上升，也會形成腎水腫。

另一種則是膀胱沒有收縮力，尿道外括約肌鬆弛，小孩生下來後會持續尿失禁。雖然如此，卻也保護了腎臟，使得膀胱壓力不會上升，腎臟就比較不會有水腫以及反覆腎盂腎炎的問題。

恩嘉屬於第一種小孩，她出生後經過神經外科的手術，確診膀胱過動及括約肌共濟失調，同時發現兩邊的腎水腫及左邊的輸尿管尿液逆流。因此，經過醫生鑑定後，認為她需要定時導尿，而導尿的時候，膀胱容量不應該超過一百毫升。

昏天暗地的導尿生活

根據醫生的建議，恩嘉的父母親必須要在白天每兩個小時幫她導尿一次，夜間也需要三個小時導尿一次。這樣子，他們才能夠正常的餵食恩嘉，使得她能夠有足夠的營養長大。可是在她出生三個月之後，就開始有反覆性的尿路感染。

縱然規則定時的導尿，恩嘉還是一樣會發燒。每次發燒就會燒到三十九度、四十度，四肢無力、全身通紅，讓人看了非常心疼。這時她必須要住院並注射抗生素，所以兩歲以前的恩嘉，幾乎沒有辦法脫離醫院，每年進醫院五、六次。白天夫妻兩人輪流照顧，時間一到就要導尿，恩嘉雖然已經漸漸習慣被導尿，但是導尿時依然會讓她的尿道口感到疼痛，那種滋味不好受。

還好由於恩嘉脊柱裂的關係，使得尿道口附近的神經較不敏感，也因此減少了一些不舒服的感覺。但是每天必須導尿十幾次，時間久了，這種壓力，不是一個小家庭可以負荷的。

恩嘉的父親跟母親必須要排班照顧，假日也必須陪著她在家裡導尿，有時候還要去檢查尿液有沒有感染。遇到發燒、感染就往醫院跑，工作也沒辦法做下去。兩個人本來期待生下第一個小孩，能夠擁有快樂甜蜜的小家庭，現在完全破滅。如今是無窮盡的導尿生活、餵食藥物，以及昏天暗地的日子。小恩嘉常在半夜父母親幫她導尿時驚醒，經常沒睡飽，因此長得較為瘦小，臉上也很少露出笑容。有時看著電視裡小朋友快樂的唱歌跳舞，小恩嘉會看看媽媽，問媽媽說：「媽媽，我也可以去唱歌跳舞嗎？」看著小恩嘉的樣子，媽媽忍不住別過頭去，眼淚流了下來。

導尿之外的選擇：膀胱表皮造口

為了恩嘉的排尿問題，爸爸媽媽參加了「台灣脊柱裂協會」，從其他的病友家長口中，他們慢慢得到如何照顧這類孩子的訊息。他們也聽到很多人去找哪個醫院的醫師，使用哪種藥物，或者是接受肉毒桿菌素的治療。甚至有些醫院的醫師建議他，小孩子的膀胱容量已經太小，而且又有兩側尿液逆流，最好趕緊做膀胱擴大整形手術。這邊聽、那邊聽，使得恩嘉的爸爸媽媽無所適從，不知道如何是好。最終他們選擇繼續聽從一開始醫師的指示，定時導尿，不要讓尿量過多，而且定時檢查尿液，預防恩嘉的尿路感染。

在恩嘉兩歲半的時候，父母親帶她到我的門診，告訴我她的病情以及過去的處置。我看了恩嘉以前的檢查報告，並且檢查她的腎臟和膀胱的超音波，發現她兩邊的腎臟依然水腫、膀胱肥厚、容量很小。因為恩嘉不太會漏尿，我判斷她的尿道括約肌應該相當的緊，導致膀胱內壓上升，造成腎臟水腫更加嚴重。根據膀胱超音波的測量，她的膀胱容量應該小於五十毫升，由此可見，這兩年以來，恩嘉每次導尿的容量限制在一百毫升是不對的。因為當膀胱脹尿時，壓力上升，尿液就會開始往上逆流到腎臟，所以當膀胱導出一百毫升時，其實尿液已經逆流，導致腎臟腫脹。這樣子當然容易造成反覆感染，而且腎臟功能也會逐漸受損。

可是現在導尿的次數已經那麼頻繁，如果要繼續導尿，恐怕必須要將導尿時間縮短。為了減少導尿次數，我們可以使用肉毒桿菌素注射在膀胱，讓膀胱鬆弛、容量增加、內壓降低，減少逆流對腎臟的影響；也可以將肉毒桿菌素注射在尿道括約肌，只要讓尿道鬆弛，膀胱壓力上升時尿液便容易漏出來。這兩種處置方式，都可以減少腎臟水腫以及反覆感染發生的機會。

我幫恩嘉安排了錄影尿動力學檢查之後，跟恩嘉的媽媽說明，她可能的處置以及處置後的結果。不論如何，她都必須要更積極的排尿處置，才能夠避免腎臟受損以及反覆的感染。

但是我又跟他們提出第三種治療的選擇——膀胱表皮造口。直接將膀胱拉到體表縫合做一個開口，讓恩嘉的尿液能夠從這個造口自己流出來，然後再用尿布吸乾，使得尿液能夠不斷地流出，從而減少膀胱的內壓，避免逆流。這樣的做法有幾個好處：第一、尿液不會積留在膀胱裡面，第二、膀胱內壓降低，原來因為膀胱過度脹尿所產生的膀胱缺血及纖維化，可以獲得改善，而膀胱的收縮力也會逐漸的恢復。第三、因為膀胱內壓降低、腎水腫消失，就不會有逆流和反覆感染的問題。最重要的是，如果用這種方式，父母親不需要每天定時的導尿，而且小孩子可以正常的去外面玩、上幼稚園，跟其他同年齡小孩子一樣，享受快樂的童年。比起注射肉毒桿菌素必須要六個月打一次針，效果還不確定，而且恩嘉的爸媽依然需要定時導尿、定時追蹤的辛勞生活，膀胱表皮造口應該是較好的選擇。

恩嘉的父母親希望我給他們一些時間回家討論。兩個星期之後，他們決定接受我的建議。手術其實很簡單，在全身麻醉之下，我做了一個下腹部的小切口，然後把膀胱分出來，將膀胱壁縫合到腹壁上，固定在腹直肌的筋膜，讓它不會內縮，放著導尿管，一個星期後就可以拔掉。

手術後恩嘉復原得很快，拔掉尿管之後，尿液也流得非常順暢。我們用一塊紗布上面蓋個小尿片貼在洞口上，外面再加上紙尿褲，這樣子恩嘉就可以下床活動自如，而不需要留置導尿管。經過一段時間的追蹤，發現恩嘉的腎臟水腫完全消失，膀胱裡面也不再積尿，因為沒有從尿道漏尿，所以只要定時換掉蓋在傷口上的紗布和小尿片就可以行動自如。

重拾幸福童年

剛開始恩嘉的父母親很擔心膀胱造口會縮小，使得膀胱脹尿。可是試了幾次導尿，都發現膀胱裡面的尿量不到十毫升，尿路動力學檢查也顯示膀胱內壓非常低，只要稍微超過這個壓力尿就會從洞口流出來，因此確保了膀胱不會積尿、腎臟不會水腫。我記得恩嘉的媽媽第一次看到錄影尿動力學中，恩嘉的膀胱輸尿管不再有逆流時熱淚盈眶，人激動得說不出話來，一個母親為孩子的擔心，由此可見。

在恩嘉住院手術後的一個星期，我們每天去查房時，都看到父母親跟恩嘉三個人，睡得非常甜美，他們已經兩年半沒有如此舒服的睡個覺。爸爸媽媽辛苦了這麼久，恩嘉也可以不用在半夜被叫醒來導尿。這個小手術，居然改變了這一家人的生活。

手術後三個月，恩嘉回到我的門診，人變胖了，也更有精神。她很高興地跟我說：「阿伯，謝謝。」我看著她的小臉，真是可愛的小女孩，為什麼會有脊柱裂導致的泌尿系統問題，真的是上天捉弄人嗎？不過還好我們做了正確的選擇，沒有注射肉毒桿菌素，不再讓恩嘉反覆的接受導尿，這個膀胱的小造口會讓她在童年時可以盡情快樂的玩，正常接受學前教育。等到小孩子逐漸長大，我們只要發現她的膀胱功能已經慢慢恢復，就能考慮把這個洞口合起來，讓她恢復正常從尿道排尿的功能。

恩嘉手術後一年，因為我們在花蓮慈濟醫院有一個「錄影尿動力學二萬例」的記者會，特別邀請他們一家三口回來現身說法。恩嘉的媽媽很感動的紅著眼眶跟採訪的記者說：「我們非常感謝郭醫師，幫我們做這樣子的手術，尤其是在決定要如何讓恩嘉往前走的時候，這一個小手術確實改變了一切，他讓我們可以重新擁有一個正常的生活。

過去每天兩個小時、三個小時就必須導尿，導出來的尿量只要過多便讓我們十分驚恐，因為恩嘉有尿路感染的風險。我們無法外出旅遊、不能參加各種音樂會、也沒辦法讓恩嘉像一般孩子一樣到戶外玩。現在恩嘉可以比其他的小孩玩得更瘋，甚至夏天還可以去游泳。對我們來講，每個星期最重要的事情，就是安排週末的行程。我們要帶著她到處去玩，把過去沒有玩到的時光都補起來。我非常感謝慈濟的醫療，因為他給了我們一個正常的生活，也改變了恩嘉的人生。」

我相信，在恩嘉長大之後，再經過一次的修復，一定可以讓她恢復正常的排尿，不需要永遠帶著尿布。一個正確的醫療選擇，真的可以改變病人的一生，做為一個醫生，看到病人重拾健康，回到正常的生活，就是讓我覺得最快樂的事！

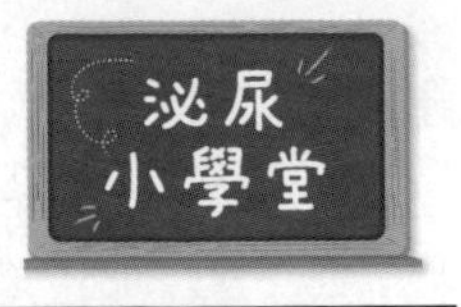

認識脊柱裂及排尿功能障礙

「脊柱裂」是因為脊柱發育不良導致神經外露，出生的時候便需要立即手術，關閉開放的脊柱裂口。

但是手術後所產生的泌尿系統併發症，則要看脊柱裂造成的脊髓膜膨出大小，以及手術切除後神經傷害的嚴重程度。膀胱功能常常會因為尿道括約肌阻力的高低而有不同的變化。嚴重的話，膀胱會很快的萎縮，並且產生嚴重的腎水腫。

治療方式

有時候因為膀胱容量太小，注射肉毒桿菌素或是加上間歇性導尿，並不能有效的放鬆膀胱、增加膀胱容量、降低膀胱內壓。此時應該改用膀胱表皮造口手術，讓尿液能夠在低壓下流出來。這種做法也可以有效的改善膀胱的血液循環，讓膀胱得以正常的發育以及恢復正常的收縮力。

有時到了青春期再做檢查，會發現膀胱仍然會長大，而且由於神經的復原，排尿時尿道括約肌變得可以有效放鬆，這時只要關閉膀胱造口就可以經由尿道排尿了。但如果壓力仍然太高，可以在尿道括約肌上注射肉毒桿菌素來改善排尿。

妹妹的愛心手札

小慧在旁邊，牽著小貞的手，跟她說：
「姊姊，妳要加油喔！
我們一起努力，讓妳的病快快好起來。」

小貞第一次被媽媽帶來門診時，才五歲，她和雙胞胎妹妹小慧都在幼稚園讀大班。小貞從小就經常發燒，經過醫生檢查發現，有泌尿系統感染。不過，使用抗生素治療後，很快就會恢復。小慧倒是非常健康，但是看到雙胞胎姊姊經常發燒生病，她也很心疼，常常會陪著姊姊，在媽媽不在的時候，照顧著她。

這一次來到我的門診，是因為一個月前小貞高燒不退，住進了小兒科病房。住院時，醫生幫她檢查才發現，原來小貞有兩邊的輸尿管尿液逆流，導致腎臟輕微水腫。後來經過抗生素治療之後，逆流改善了，燒也退了。但是謹慎的小兒科醫師囑咐媽媽，一定要帶小貞到泌尿科來找我治療。因為他們認為小孩子經常有泌尿道感染，輸尿管尿液逆流應該是元兇，很可能要做輸尿管重建手術，讓她小便時，不再發生逆流的情形。

長期尿液逆流造成腎衰竭

小孩子的膀胱輸尿管尿液逆流，其實還蠻常見的。根據統計，剛出生的嬰兒，大約有兩成會有輸尿管尿液逆流，主要是因為輸尿管進入膀胱處的肌肉，發育還不完全。因此，在排尿時，原本應該要閉鎖的輸尿管與膀胱交接口，無法有效地閉鎖住，使得尿液在向外排出時，有一部分也會往上衝。第一度的輸尿管尿液逆流，是尿液只有流到下段輸尿管，而且輸尿管沒有擴張；如果逆流到了腎臟，就是第二度；若造成腎臟裡面腎盂的擴張，則是第三度；造成腎臟已經有明顯的水腫時，就屬於第四度。長期的輸尿管尿液逆流，會造成腎臟皮質萎縮、腎臟結痂，終至腎臟衰竭，那就已經到了第五度。

由於小貞兩側的輸尿管尿液逆流，都已經到了第三度，所以，小兒科醫師建議她們，要到泌尿科就診並做根治性的治療。

我幫小貞做了一些檢查，發現她在膀胱發炎改善之後，腎臟的水腫已經消了，並沒有明顯的輸尿管或腎盂擴張。很顯然是在急性尿路感染時，使得膀胱輸尿管交接口產生水腫，因而造成逆流的程度加劇。只要長期使用抗菌藥物治療，其實有些病人的逆流會逐漸改善。

根據統計，每成長一歲，大約就有百分之十五至二十的輸尿管尿液逆流會改善。但是總有一小部分的病人，到了青春期仍有輸尿管尿液逆流的問題，有些人甚至會有更嚴重的逆流出現。因此，對於這樣子的小孩，應該要逐年的檢查他們的腎功能以及尿液逆流的情況。也就是說，除了抗生素的預防性治療之外，還必須要長期追蹤腎功能的指數。如果腎臟功能逐年下降，表示該案例的輸尿管尿液逆流，必須做手術矯正，否則腎臟可能會逐漸受影響，導致腎功能受損。

透過排尿行為找出感染原因

小貞跟小慧兩個人長得像洋娃娃一般，有著大大的眼睛、小小的紅嘴唇，留著一頭及肩的長髮，非常可愛。媽媽很會幫她們打扮，分別給她們穿上不同花色的洋裝，以便能夠辨認哪一個是小貞？哪一個是小慧？兩個人的學習能力很強，我在跟她們講話的時候，她們總會問東問西的，例如：「為什麼會感染？為什麼會逆流？我會死掉嗎？我怎麼辦呢？醫生阿伯，你可不可以救救我！」諸如此類令人發笑的童言童語。但是從她們的眼神裡也透露出，他們盼望這個醫生阿伯能夠使出他的拿手絕活，讓小貞以後不要再發炎，而能夠快樂的成長。

其實，使用手術治療小孩子的膀胱輸尿管尿液逆流，已經是過去的歷史。現在的研究反而發現，有膀胱輸尿管尿液逆流的孩子，很多都是來自於不正常的排尿行為。當正常人排尿時，在膀胱收縮的同時，膀胱頸以及尿道括約肌會完全的放鬆。此時，膀胱的內壓，就會在很低的壓力下，將尿送出來，一直到排尿結束為止。

當然，有一個閉鎖性良好的膀胱輸尿管交接口，也能讓尿液不往上衝。不過，小孩子的成長過程中，可能由於排尿訓練的方法不對，或是因為所吃的食物、奶粉處方不好，導致小孩子有便祕的情形，這些都會造成小孩子排尿時的骨盆底肌肉沒有辦法放鬆得很好。因此，在解小便的時候，尿道外括約肌反而會緊縮，讓尿排不乾淨，或是放鬆不良。導致在排尿的時候，膀胱壓力過高，而且尿道阻力增加。

因為膀胱的壓力高，無法將尿液完全往外送，如果小孩子的膀胱輸尿管交接口閉鎖不全，尿液就可能往上衝。因此，原來可能只是輕微的輸尿管尿液逆流，這時候就會變得比較嚴重，而且不容易消退。再加上排尿時，膀胱壓力過高，導致膀胱表皮受損，細菌容易附著上面，因此，只要有細菌感染，尿液就很容易逆流，而形成急性腎盂腎炎。

這種情形，常常會發生在有兩側膀胱輸尿管尿液逆流的小孩子身上。所以，現在的「功能性泌尿學」研究顯示，針對這類的小孩，我們應該要先從矯正他們的排尿障礙做起。讓他們在排尿時，尿道出口可以放鬆，降低排尿壓力，他們的尿液逆流自然就會改善，反覆性尿路感染的次數也會減少。一直到小孩子長大了，膀胱輸尿管交接口也會較為成熟，閉鎖性變得良好，反覆性尿路感染因而獲得改善。因此，現在對於這種小孩子，通常要先檢查他們的排尿功能，如果發現有排尿障礙的問題，應該先用藥物或是物理治療來解決，而不是直接給予手術治療。

我幫小貞安排了錄影尿動力學檢查。不像一般小孩子會掙扎、哭鬧，小貞很配合的躺在檢查床上，讓我們從尿道放導尿管，然後讓她坐在馬桶上進行檢查。檢查時，我們將含有顯影劑的生理鹽水灌注入她的膀胱，隨著膀胱愈來愈脹，觀察她的膀胱內壓，赫然發現，小貞的膀胱在灌注生理鹽水的時候，會出現一陣一陣不自主的收縮，我們稱之為「膀胱過動症」。這些收縮愈來愈強，小貞的尿道括約肌也愈來愈緊閉，直到她覺得想尿了，我們就叫她開始解小便。

小貞在解小便的時候，膀胱壓力很高，膀胱頸打開，但是中段的尿道卻沒有辦法順利打開，造成膀胱的壓力上升，兩邊的輸尿管發生尿液逆流，而且往上延伸到腎盂，並且有腎盂明顯的擴張，顯示出兩側都有第三度的輸尿管尿液逆流，而且排尿的速度也比較慢，但尿液倒是可以解得很乾淨。有了這個結果，我告訴小貞的媽媽：「小貞的問題，還是在於尿道括約肌放鬆不良，屬於功能性的膀胱出口阻塞。」

由於小貞的尿道外括約肌在排尿時無法有效的放鬆，才會使得她的輸尿管尿液逆流一直沒有改善。因此，我幫小貞開了一些藥，一方面緩解她的膀胱過動，二方面也可以讓她的尿道較為放鬆。不過，光是藥物治療，通常還是不足。我們希望透過物理治療的方式，來讓她的骨盆底肌肉得到充分的放鬆，這種物理治療就是「凱格爾運動」。

尿道感染可透過凱格爾運動訓練改善

「凱格爾運動」通常是用在產後失禁或老年的婦女，利用骨盆底肌肉的運動訓練，增加該肌肉的強度，對於尿道形成比較強的壓迫。如此一來，在咳嗽用力時，尿道阻力會增加，就比較不會有應力性尿失禁。這種訓練對於小孩子來說，是相當困難的。

做「凱格爾運動」除了增強骨盆底肌肉之外，也可以讓尿道外括約肌較為放鬆。它的原理就是，一個較為緊張的尿道外括約肌或是骨盆底肌肉，其實是來自未充分放鬆所造成。因此，要讓肌肉放鬆，必須要慢慢訓練肌肉的活性，使得它有足夠的含氧量以及柔軟度，才能在該收縮的時候有力地收縮；而該放鬆的時候，也可以充分的放鬆。

另一方面，也可以藉由這樣子的訓練，找回骨盆底的活性，進而抑制膀胱的不正常收縮，也就是所謂的「生理回饋」。這種「生理回饋」是一種神經協調性的自我訓練，骨盆底肌肉與膀胱逼尿肌的收縮之間，存在著一個互相協調的關係。當膀胱在儲尿的時候，骨盆底肌肉會緊閉著，不會讓尿漏出來。而在膀胱收縮排尿的時候，骨盆底肌肉跟尿道外括約肌則會有效的放鬆，一直到排尿結束為止，才會恢復收縮的狀態。

當骨盆底肌肉緊張無法放鬆，膀胱收縮力反而會變強，形成不穩定的收縮。因此，使用「凱格爾運動」主要的目的是要放鬆骨盆底肌肉，進而改善膀胱不穩定的收縮。當膀胱不再不穩定收縮之後，骨盆底肌肉也就不會再持續的形成張力過高的狀態。

骨盆底肌肉運動訓練，要由專業的護理師來指導執行。訓練時，需要很有耐心與毅力。對於大人而言，大約有三分之一的病人，不知道什麼是骨盆底肌肉？如何收縮？所以護理師必須要用手指或是儀器，來讓病人了解骨盆底肌肉在什麼地方？慢慢的先訓練肌肉的收縮，之後再訓練肌肉的強度，讓肌肉有良好的收縮持久性，這樣子才算完成一個完整訓練。

病人接受完整的訓練之後，還需要在家裡每天做三回，每回十次的收縮與放鬆運動。持續訓練三個月，就可以讓骨盆底肌肉得到良好的收縮以及放鬆的能力。大人要做到這些都不太容易了，何況是小孩子呢！還好我們的專業護理師小滿非常有耐心，面對小貞這樣一個可愛的小女孩，她下決心要好好的教導她。

她把小貞帶到她的治療室，然後詳細地跟小貞解釋所有的原理，以及會運用到的肌肉部位，小貞似懂非懂的聽著。這時候小慧也都會陪著她。有時候小慧看小貞好像聽不懂，她還會指著骨盆底肌肉的圖說：「我們只要在這裡，收縮、收縮，妳的病就會好了，那不是很好嗎？妳要趕快學喔！我們一起來努力好不好？」可愛的童言童語，總是逗著在旁邊協助的護理師和護士們笑個不停，也心疼不已。因此，在大家一起努力之下，小貞開始了她的骨盆底肌肉運動學習之旅。

媽媽每個星期會帶小貞到治療室兩、三次，為了讓小貞理解什麼是骨盆底肌肉，小滿會用手指頭，摸著小貞的會陰部，告訴她說：「這個地方就是骨盆底肌肉，尿尿就是從這邊出來的。」、「妳的這塊肌肉太緊了，所以我們要讓這塊肌肉放鬆。」、「要怎麼放鬆呢？妳就是需要慢慢的練習收縮，然後放鬆、收縮、放鬆。妳現在先試試看，自己能不能收縮。」

一開始，小貞完全不知道怎麼去收縮她所不認識的這塊肌肉。於是小滿拿了儀器，是一種可以放電的小小的刺激器，放在她的骨盆底肌肉旁邊，然後碰觸肌肉，放出一點點微弱的電流，讓肌肉抽一下。小貞很可愛的說：「吔！怎麼會痲痲的呢？」、「喔！我知道了，就是這塊肌肉讓我常常發燒對不對？」、「好！我一定要好好學，讓它能夠放鬆。」

就這樣一步一步的，小貞開始學會如何收縮骨盆底肌肉。原來並不困難，就像我們大便之後，能夠把肛門肌肉縮回來，就是把整個骨盆底肌肉帶動，讓它收縮。學會了收縮之後，小滿會在旁邊數數，讓小貞進行持續十秒的收縮，休息之後再做第二次運動。

就這樣，小滿耐心地帶著小貞做骨盆底肌肉的運動，整個治療過了六個星期，之後在檢查中也發現，小貞的排尿速度愈來愈快。這段時間裡，因為有吃一些膀胱過動的藥以及抗菌的藥，來預防尿路感染，她也沒有再發生膀胱發炎了。

姊姊，妳的病一定要好起來

每次小貞來治療，小慧都會陪在她旁邊。她很天真的告訴護理師小滿說：「阿姨，我回家都會陪著姊姊慢慢練習，她在收縮的時候，我會在旁邊數著1、2、3、4、5，讓她有正確的收縮，這樣子她的病才會趕快好，對不對！」小滿笑著跟小慧說：「沒有錯，妳在旁邊陪著她，給她信心、給她鼓勵，姊姊的病一定會很快就會好起來。」

其實小貞的媽媽也跟我們說：「這對雙胞胎姊妹感情好得很，她們平常一起生活、一起做功課、一起睡覺。」睡覺的時候，小慧常常會抱著姊姊，跟她說：「姊姊，妳的病一定要好起來喔，以後我不要妳再住院，所以妳一定要認真的做運動，我們一起來努力。」

小慧自己畫了一張卡片，上面有兩個小女孩，穿著漂亮的洋裝，手牽手在花園裡。因為小貞生病會漏尿，所以地上便有一些尿液。而小慧在旁邊，牽著她的手，跟她說：「姊姊，妳要加油喔！我們一起努力，讓妳的病快快好起來。」

這個由妹妹畫給姊姊的愛心手札，讓她們的媽媽非常感動，也很高興兩個姊妹有這麼親密的互動。媽媽也對醫療團隊為小貞所付出的努力跟愛心，感到非常的窩心及感動。

定期追蹤治療，長大自然痊癒

時間在小貞定期返診、持續接受小滿的骨盆底肌肉運動訓練治療，以及定期的追蹤治療效果之中，慢慢的過去了。在一年的治療期間過後，我再幫小貞做治療後的檢查，發現她的尿液感染已經消失，排尿量已趨於正常，而且排尿的速度也比以前增加了一倍。最重要的是，在追蹤的錄影尿動力學檢查當中，她的兩側輸尿管尿液逆流，已經有一側不見了。膀胱在儲存尿液時的過動情形，也改善了很多。另外一側，殘餘的輸尿管尿液逆流，也從第三度變成為第二度。很顯然地，整個治療是非常的成功，而且小貞也可以不用擔心未來需要做手術矯正。

我跟媽媽說：「我們還需要治療一段時間，等到小孩子長得更大，她的尿液逆流自然就會完全消失。」小貞拉著小慧的手，在媽媽身邊點點頭，說：「謝謝阿伯，都是你的鼓勵，我的病才能夠好起來，我們以後一定要快樂健康的一起長大。」

這個故事距離現在已經十五年了。但是這對雙胞胎姊妹的治療情景，依然深刻的留在我的腦海裡。去年小貞的媽媽帶這兩個姊妹來看我，她們都已經是大學生了，現在身體都很健康，也沒有尿路感染的情形發生。其實很多小孩子的尿路感染是排尿障礙所造成，只要好好的治療，有耐心的訓練，改善他們的排尿障礙。很多小孩子的反覆性尿路感染，以及輸尿管尿液逆流，其實是不需要手術的。

泌尿小學堂

認識小孩功能障礙型排尿

「小孩功能障礙型排尿」是指有一部分的小孩子在開始做排尿訓練時，出現不正常的排尿行為。因此，在排尿時，骨盆底肌肉無法有效的放鬆，導致排尿時膀胱壓力過高。

治療方式

出生就有的膀胱輸尿管尿液逆流不容易消退，因而產生反覆性的尿路感染及腎盂腎炎，反覆的尿路感染更會使得尿道括約肌更加緊張。如果小孩子還可以排尿，而且膀胱壓力不會太高，我們可以教導他們進行骨盆底運動訓練，主要的目的是在放鬆骨盆底的肌肉，排尿時候可以有效的放鬆尿道括約肌。

這種訓練對小孩子來說並不容易做到，需要治療師有耐心的逐步教導，做正確的收縮以及放鬆。家長也需要配合，在家裡慢慢的訓練。

同時使用抗菌藥物做長期性的預防尿路感染，只要能夠有效的訓練，並且減少尿路感染的發生，等到小孩子成長到青春期，大部分都可以得到很好的治療結果，而不需要進行膀胱輸尿管尿液逆流的手術。

我很想要自己尿尿

「郭醫師，你就盡量去做吧！
反正能成功最好，不能成功也是我們曉婷的命。」
衝著這句話，無論如何，我一定要把手術做到最好。

曉婷現在已經十三歲了。從她出生開始，從來沒有體驗過自己尿尿的感覺。尿尿對她來說，就是尿液漏在尿布上，如此而已。當曉婷滿月之後，她的媽媽就注意到曉婷的尿布老是有尿，一般小孩子要尿尿的時候才尿出來，其他的時間應該是乾爽的，可是曉婷的尿布永遠是濕的。

後來在一次換尿布的時候，媽媽發現到曉婷的尿液好像是從尿道口一點一滴慢慢的滴出來，她哭的時候，尿液則是直接從尿道口噴出來，跟一般小孩子完全不同。曉婷的媽媽覺得有點奇怪，但是總覺得小孩子尿尿不能控制，應該是自然的事，等到孩子長大以後就會改善。

尿道鬆弛像水管，漏尿不斷

在曉婷一歲之後，媽媽注意到她依然持續漏尿。如果把尿布脫掉，讓曉婷站著走路，一面走，尿就不停地滴下來。這時媽媽才覺得大事不妙，趕緊找醫生檢查。一開始看小兒科醫師，醫師不覺得有什麼異常，開了一些藥，說是可以控制小便不漏尿，可是也沒有效。到了大醫院檢查，一般的小兒科醫師也檢查不出什麼問題來。

後來媽媽帶著曉婷到台北的一家醫學中心，小兒外科醫師幫她做了詳細的檢查，發現原來曉婷的尿道是沒有收縮力的。一般人膀胱出口的尿道有完整的膀胱頸以及尿道括約肌，可以緊緊的閉鎖住不讓尿漏出來，只有在解小便的時候，尿道括約肌放鬆，才讓尿液流出，但是曉婷的尿道卻是完全鬆弛的，看起來就像是一條沒有神經，也沒有肌肉彈性的水管，使得曉婷的尿沒有辦法儲存在膀胱裡，因而不斷地向外漏出。小兒外科醫師幫曉婷安排了一個特別的手術，稱之為「尿道重建手術」。

手術需要把膀胱底部的部分肌肉做成一個管狀，利用正常膀胱肌肉彈性的收縮，使得脹尿的時候，尿道可以有效阻止膀胱壓力上升，讓她不漏尿。解小便時，只要膀胱收縮，壓力超過重建的尿道阻力，就可以順利的排尿。這種手術通常是用來治療患有「尿道上裂」的小孩子，手術之後，有時膀胱沒有辦法自主收縮，還需要用腹壓來幫忙尿液排空，但是至少不會漏尿了。

重建手術失敗，母親向東尋醫

曉婷在兩歲時，接受了這個手術，可是手術結果不如預期。可能是傷口裂開、組織癒合不好，當尿管拔掉之後，依然還是會漏尿。在經過檢查發現，原來重建的尿道並無法形成有效的阻力，所以新加上去的那一段尿道，依然像水管一樣鬆鬆的，無法儲尿。

此後，曉婷的媽媽就不斷的帶著曉婷到處求醫，小兒科、泌尿科、整形外科，去了很多的醫院，也看了很多醫生。但是每個原本信心滿滿的醫師，在經過治療一段時間之後，都跟曉婷媽媽說：「我沒有辦法再治療了，請妳去另外找高明的醫師吧！」

其實，曉婷的媽媽跟慈濟也有一點淵源。曉婷的媽媽是一位小學老師，對於教育非常認真，也深受學校老師跟小朋友的喜愛。可是家有曉婷這樣一個身體機能殘缺的小孩子，讓她原本快樂的生活，蒙上了一層陰影。媽媽心裡老是想著，怎麼樣才能夠讓曉婷擺脫尿布，不要泡在尿中成長。在曉婷小的時候，媽媽就讓她參加「慈濟兒童精進班」，在班上曉婷也受到了慈濟人許多的照顧跟鼓勵，建立她的信心。

曉婷的外婆住在南投，她知道女兒跟外孫女的處境，讓她非常心疼。她到處詢問哪個醫師比較高明？哪個醫院有專門在治療小孩子的漏尿？十幾年過去了，還是沒有辦法找到有效的治療方法和醫師。外婆也到處求神拜佛，希望能夠得到神明的指引，找到好的醫師來幫外孫女治療。

有一次曉婷的外婆到廟裡拜拜，有個神明指示她說：「曉婷的貴人在東方，如果要治好這個小孩的病，應該往東方尋找醫師。」外婆將這個消息告訴曉婷的媽媽，曉婷的媽媽也在網路上搜尋，看看東方有沒有醫師可以治療小孩子的尿失禁。後來學校老師表示，花蓮慈濟醫院泌尿科的郭醫師，幫同事的媽媽治好了尿失禁，郭醫師可以治好老人的尿失禁，也許對於小孩子的尿失禁也有辦法，建議媽媽去找他看看。

媽媽心裡想，十幾年都一直在北部求醫，可是結果都一樣。不管是多大的醫學中心，醫師總是搖搖頭告訴她：「等她長大了再說。」或許真的在東部的慈濟醫院可以解決這個問題，因此，她便毅然決然地帶著曉婷從宜蘭南下花蓮。

尋思更好的手術方法

我第一次在門診看到曉婷和她的媽媽，覺得這對母女表情非常憂鬱，笑容總是帶著哀怨，不是很快樂。曉婷更是頭垂得低低的，長得很高，瘦瘦的，可是臉上卻看不到一般同年齡小孩的開朗。我幫曉婷做了一些檢查，發現她的膀胱都沒有尿，但是腎臟功能正常。用內視鏡檢查也發現，從膀胱頸往外到尿道括約肌，肌肉都是完全鬆弛沒有張力。膀胱鏡從尿道口就可以直接看到膀胱裡面，顯然原來應該存在的尿道括約肌，可能因為神經的病變或是肌肉的發育不良，無法形成有效的阻力。

因此，我便跟曉婷的媽媽說：「這樣的小孩，如果膀胱功能正常，我們可以考慮在尿道下面，放一條人工吊帶，像一般應力性尿失禁的婦女一般，將吊帶往上提，就可以使得尿道出口關閉。但是手術完之後，如果曉婷的膀胱沒有收縮力，就需要導尿，但是至少可以讓曉婷不會漏尿。」我也轉過頭跟曉婷說：「妳放心，阿伯會把妳治好，讓妳以後長大了，不用包尿布。」

當時曉婷的媽媽很是感動，雖然她不知道這個醫生所講的話是不是真的會應驗，也不知道最後治療的結果會如何，但這可是她求醫十多年來，第一次聽到醫師這麼有把握的講出這些話。曉婷在我的安排下住院檢查，為了要更進一步了解手術後曉婷是否能自然解尿，我也幫曉婷安排了錄影尿動力學檢查。檢查後發現曉婷的膀胱功能是正常的，可以脹尿、也會收縮，但是只要膀胱一收縮，尿就會從尿道流出來。這種情況還是需要用尿道下吊帶來治療，因為曉婷還很小，做檢查時非常緊張，尿道周圍以及陰道的組織情況沒有辦法在清醒的時候做詳細的檢查，所以我幫曉婷安排了麻醉下詳細的內視鏡檢查。

麻醉之後，我們詳細的觀察曉婷的尿道以及陰道，發現曉婷的尿道，就像衣服的袖子一樣，沒有任何的鬆緊帶，從膀胱鏡可以從尿道口直接看到膀胱。而在尿道跟陰道之間的間隔，原本應該有相當豐富的結締組織以及內骨盆肌筋膜存在，可以支撐尿道，但是曉婷都沒有，只有尿道壁跟陰道壁兩層中間薄薄的一點組織。

這樣的結構讓我開始猶豫。如果在小孩的尿道下面放一條利用人工纖維所編織的尿道下吊帶，往上拉會造成壓力，吊帶將來可能會從尿道口暴露出來，造成手術的失敗，或是進一步的感染。檢查完畢之後，我跟曉婷的媽媽說：「看起來有點困難，最主要是她的組織不健康，因此尿道下跟陰道壁之間，並沒有足夠豐富的結締組織，可以容納一條人工吊帶。可是，如果我們希望讓曉婷能夠不漏尿，我們是可以考慮將尿道整個關閉起來，然後膀胱用一段小腸來做為一個抗逆流的裝置，從她的肚臍拉出來。以後曉婷就可以從肚臍這邊定時導尿，下面不漏尿，曉婷就可以快樂的生活。」

媽媽聽了我的陳述之後，似懂非懂，但是她跟我說：「其實我早知道會有這種結果，曉婷十幾年來到處找醫生，很多醫生剛開始都覺得有把握，可是檢查之後也都搖搖頭，畢竟她的尿道周圍的結構，真的是太不正常了。如果有機能會讓曉婷不要漏尿，不管是從肚臍導尿，或是讓她用腹壓解小便，她也都願意嘗試。」

這樣子的結果，並非我所樂見。因為要用一個較大的手術，去達到一個不是很理想的治療結果，我想每一位做手術的醫師，都不願意看到。所以我一直在思考，有沒有更好的解決之道！

使用自體筋膜做吊帶，增加尿道阻力

過了三個月，暑假到了，曉婷和她的媽媽依約回到門診，準備安排住院，接受我所說的治療。我再幫曉婷檢查了一次她的尿道與陰道壁，心裡想，人工吊帶是外來的異物，容易造成組織的磨損跟暴露，對於她來講並不適合。如果把尿道關閉，先用小腸來擴大膀胱，並且製造一個不漏尿的開關，讓小孩子從肚臍導尿，這樣的手術似乎又有點太過侵入性。

這時候我突然間想到，二十幾年前，我開始在做婦女尿失禁手術的時候，我們所使用的是腹直肌的筋膜，將其中的一段筋膜放到尿道下，然後兩邊再用尼龍線縫好，往上拉到下腹部，兩邊尼龍線互綁，把尿道固定或是增加阻力，就可以減少病人的尿失禁。

最近二十幾年來因為人工網膜的興盛，大家似乎漸漸忘記這種古老的手術方式，其實這個手術相當安全。因為人工纖維、人工網膜放到組織裡面可能會往外暴露或是移動，但是如果使用的是自體筋膜，筋膜結締組織跟我們尿道下的組織會結合在一起，形成一個類似於正常筋膜的組織，這樣子就不擔心會有吊帶外露或是排斥的問題。但重要的是曉婷的尿道跟陰道之間的組織空隙，是否可以容納這樣一條腹直肌的筋膜呢？

在曉婷住院之後，我跟她們母女研究討論手術的情況，我推翻了原來建議的手術方式，告訴她媽媽：「我們可以在尿道和陰道之間分出一個空間，並取下一段大約六公分長的腹直肌筋膜，把它放到尿道下面，然後往上拉提，就可以讓曉婷不會漏尿。」媽媽半信半疑，但也只能點點頭說：「郭醫師，你就盡量去做吧！反正能成功最好，不能成功也是我們曉婷的命。」衝著這句話，無論如何，我一定要把手術做到最好。手術那天，我小心翼翼、全神貫注，希望能夠完成這個重要的任務。

我們在曉婷全身麻醉之後，仔細觀察尿道下的狀況。尿道與陰道之間真的非常薄，中間幾乎沒有任何組織，因此我使用很細的針頭，扎到尿道與陰道之間，然後用生理鹽水慢慢地將這個空間擴大，等到組織被生理鹽水充盈之後，再用刀子劃開，慢慢的用小剪刀剝離尿道和陰道，往左右伸展以及往內延伸，不讓尿道或是陰道壁在剝離時發生破裂。等到我分出一個空間，用止血鉗進去探索，確定這個空間足夠，而且沒有傷及尿道及陰道壁，就知道，沒有問題了。

接下來，我們從她的下腹部做了一個三公分的小切口，從裡面取下一段六公分的腹直肌筋膜，將這個白色的筋膜兩端綁上尼龍線，然後輕輕的放入尿道和陰道之間的空間裡面。當筋膜順利放進這個空間後，我心裡就覺得踏實了。我們把兩邊的尼龍吊帶拉到恥骨後面，從下腹部的傷口拉出來。這時候在膀胱裡面，我們灌入大約兩百毫升的生理鹽水，然後把兩邊的尼龍線往上提，尿道下的筋膜吊帶有效的關閉了尿道，讓膀胱裡面灌注的水，不會漏出來。接著把尼龍線兩端綁好，確定壓肚子也不會漏尿，便完成了這個手術。

第二天我把曉婷的尿管拔掉，讓她開始喝水，告訴她說：「妳可以下床活動，等到想小便了，妳去找專科護理師來看看，解得怎麼樣？有沒有解乾淨？然後妳可以咳嗽看看，有沒有漏尿？」尿管拔掉後兩個小時，曉婷覺得膀胱脹尿，但是真的沒有尿漏出來，然後她到檢查室的尿流速測定儀上坐下來解小便。

我可以正常排尿了！

奇蹟的事情終於發生了！曉婷第一次可以感覺到自己的膀胱在收縮，而且尿道有尿經過。當她聽到自己的尿流滴落在尿盆上面的聲音，感受到那種膀胱脹尿逐漸消退下去的奇妙感覺，淚水也忍不住一直流了出來。排完尿之後，專師幫她測量膀胱裡面的殘尿，只有不到十毫升，顯示曉婷的膀胱非常有力，可以完全將尿液排出，而且解尿前，曉婷走來走去都沒有漏尿。

媽媽看到這個場景，想到這十三年來帶著曉婷到處求醫的心酸，終於忍不住嚎啕大哭起來，但也感受到在慈濟醫院受到我們照顧的幸福感。曉婷從現在開始可以自己解尿，雖然慢了十三年，但曉婷這第一次自己解尿的感覺，肯定讓她永生難忘。

擺脫了尿布，曉婷變得非常活潑。她開始參加學校的體育活動，跑步、打排球、跟同學一起玩。小時候同學揶揄她包尿布的場景，現在不再有了。她可以很自豪的跟同學說：「我不用包尿布了。」但為了要防止過度脹尿時的輕微漏尿，她還是可以放個小尿片在內褲上面。

曉婷已經不必再擔心因為包著尿布而無法做很多事情，她可以正常的成長，參加郊遊、露營，擁有一個年輕學生應該有的正常生活。現在的曉婷還有好多好多想做的事情，而沒有了尿布，她都可以安心的去做了。

曉婷的媽媽現在每三個月會帶她回到我的門診檢查，以前低著頭怯生生的曉婷，現在都抬著頭，高興的叫我「阿伯」。我問她：「現在還會漏尿嗎？」她都會搖搖頭。「小便解得好嗎？」她會點點頭。我問她：「想做什麼事？」她告訴我：「我很想再繼續打籃球、打排球，做我喜歡的運動。」

這是多麼令人感動的一件事情！做一個醫師，需要有很好的醫術，但其實最重要的是願意傾聽病患的需求，了解病患的生活狀況，以及病患跟家屬要的是什麼。設身處地的為病患著想，哪怕只是一個「想要自己尿尿」這麼簡單的願望，其實都是病患一生期盼已久的。

泌尿小學堂

認識先天性尿道括約肌缺損

「先天性尿道括約肌缺損」是比較少見的先天性畸形，病人的膀胱功能以及發育都正常，但是尿道括約肌因為胚胎時期尿道的發育不足導致閉合不良，使得尿道無法禁尿。

治療方式

傳統的做法是將一段膀胱壁做成尿道，但是因為小孩子很小，手術容易失敗，所以必須等到小孩長到青春期，才有足夠的尿道下組織，可以經由陰道進行恥骨陰道吊帶手術來增加尿道的阻力，減少尿失禁發生。

然而使用人工吊帶容易造成吊帶外露以及尿道破裂，若能使用病人自己的腹直肌筋膜，就可以減少這種情形。腹直肌筋膜可以跟尿道下的結締組織緊密的結合，形成病人自己的尿道下筋膜，達到增加尿道阻力、減少尿失禁的治療目標。

第二章 不停漏尿的人

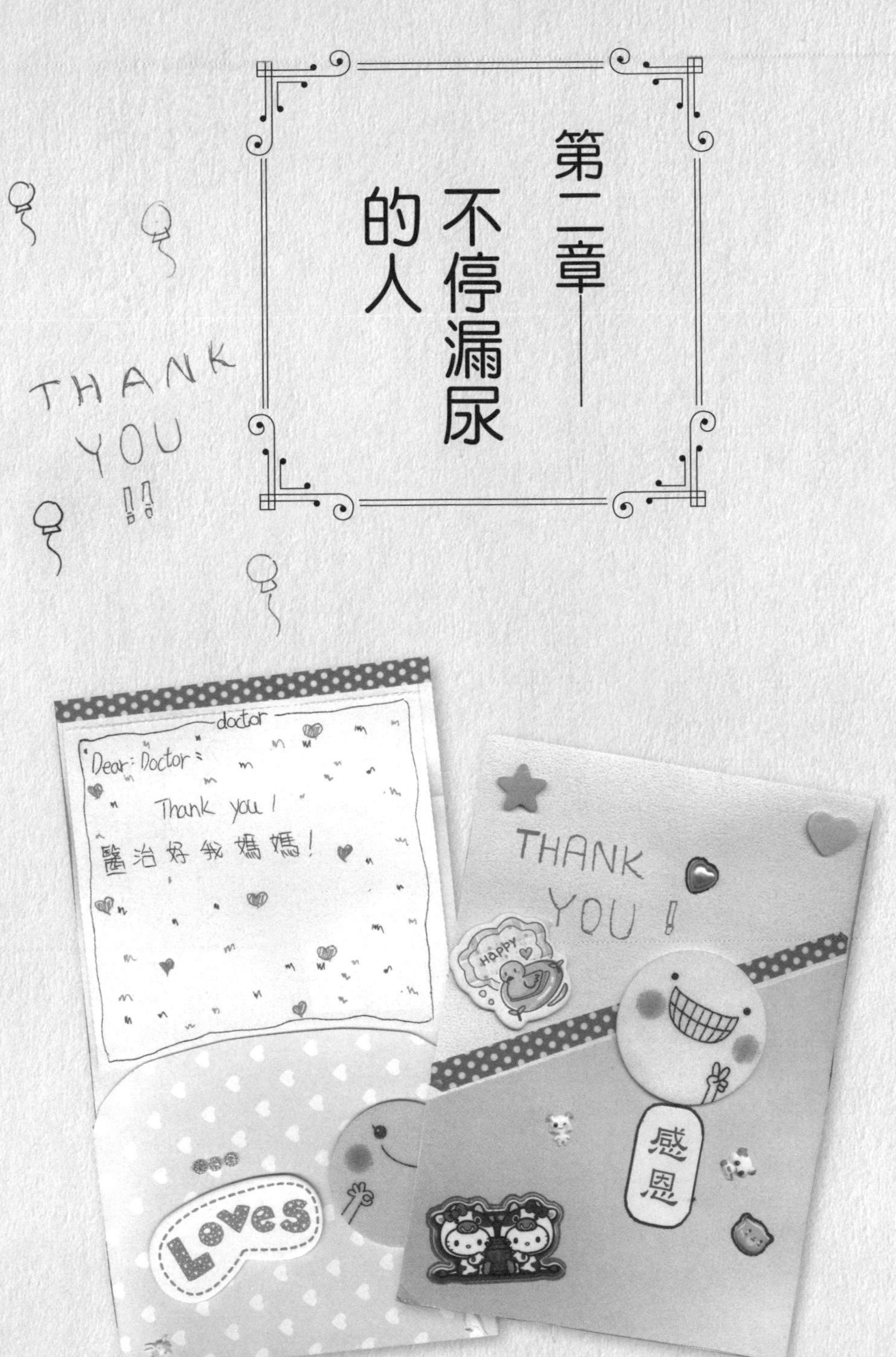

THANK YOU !!
doctor
Dear: Doctor:
Thank you!
醫治好我媽媽!
Loves
THANK YOU !
Happy
感恩

讓黑白的人生變彩色

經過這一次的攝護腺手術以及尿失禁的治療，他終於體會到人生最可貴的並不是事業有成，而是擁有健康的身體。有時候生活品質的提升遠比是否有癌症還來得重要。

回心靈的故鄉治療攝護腺癌

西元二〇一〇年十月，我接到慈濟大學王本榮校長的電話，告訴我說：「台北有一位楊師兄，在台北慈濟醫院被診斷為攝護腺癌，他希望接受手術治療。」楊師兄問王校長應該在哪個地方手術，校長便詢問我的意見。

當年花蓮慈濟醫院泌尿科正積極的發展「腹腔鏡攝護腺癌根治手術」，但是手術技術還沒有非常成熟。因此我向王校長建議，可以請楊師兄到台中榮總或是台大醫院，我會幫他介紹很有經驗的泌尿科醫師來幫他進行手術。但是王校長告訴我，楊師兄很希望來到花蓮治療，因為他是證嚴上人的弟子，當他病痛時希望能夠回到花蓮，回到他心靈的故鄉來接受治療，這會讓他很安心。而且在這裡，有很多他熟悉的好朋友可以陪伴他，讓他在住院治療期間更安心和舒適。

對於楊師兄的想法，我當然不反對。因此便積極安排楊師兄到花蓮慈濟醫院來接受手術。我們做了全面的檢查，發現其實楊師兄的攝護腺癌並不是很嚴重。經由切片檢查發現，只有左邊有攝護腺癌，但是癌細胞的惡性指數為七分，仍然需要做治療。核磁共振及骨頭掃描都顯示，並沒有局部的轉移或是遠處轉移。這種程度的攝護腺癌，要看病人的年齡與他的身體狀況來決定放射線治療或是手術治療。由於楊師兄才七十歲，未來的餘命還很長，因此他決定接受手術治療。

為病人尋找適合的醫師

過去我們大多使用傳統開刀的方式進行攝護腺癌全切除，雖然已經開始進行腹腔鏡手術，但技術還不是非常純熟。因此，我便安排了高雄義大醫院的泌尿科林主任前來為楊師兄操刀。林主任是國內泌尿科攝護腺癌根治手術的第一把交椅，在台中榮總接受過住院醫師訓練，技術非常純熟。

在林主任訓練的過程裡，並沒有接受過排尿障礙治療的完整訓練，因此，他經常詢問我，有沒有機會可以利用暑假的時間到花蓮來，跟著我學習兩個月，好好的把排尿障礙這一塊的知識補足。利用這個機會，我也告訴林主任，如果他來到花蓮學習排尿障礙，是否能同時教導我們的年輕醫師，如何用腹腔鏡做好攝護腺根治手術？兩個人一拍即合，他來到花蓮慈濟醫院，既是學生又是老師，我們也可以得到兩個醫院、兩種不同領域知識的交流。接著，楊師兄的腹腔鏡攝護腺根治手術也順利的安排好了。

楊師兄是一個殷實的商人，從小在台北汐止長大。因為家裡有一些地，他在很早之前就選擇經營墓園的事業，慢慢地從一個小墓園主人，逐漸的變成大公司老闆。由於他做事實在，開價合理，因此事業蒸蒸日上，也賺進了一筆不小的財富。為人篤實的楊師兄，覺得應該在能力範圍內，把財富回饋給社會，當他和他的太太認識了慈濟之後，深受證嚴上人的感召，便全力投入慈濟的慈善事業。除了在汐止出資新建慈濟汐止聯絡處，作為慈濟人的聯絡共修處之外，還發心每年固定的捐款給慈濟基金會，供證嚴上人做為濟貧、教育、醫療以及文化傳播使用。

然而楊師兄在身體檢查時發現攝護腺癌抗原指數超標，在台北慈濟醫院接受了攝護腺切片，才發現是攝護腺癌。對他來講，無疑是一個晴天霹靂的消息。事業有成之年，正是他想要好好的為社會做出一番作為的時候，但此時發現了罹患攝護腺癌，實在是讓人感到挫敗！篤信佛教的他，仍舊認為冥冥之中自然有老天最好的安排，因此，便安然地接受手術的建議，希望手術完成之後，可以安心的回到慈濟道場，繼續行他的菩薩路。

腹腔鏡手術成功，遠離攝護腺癌

根治性攝護腺癌手術可以使用傳統開刀的方法，也可以使用腹腔鏡手術。近年來發展的達文西機器手臂手術，更可以很安全的完成手術而不會有太大的併發症。可是十年前我們還沒引進達文西機器手臂，所以林主任便採用腹腔鏡手術來進行。手術時從肚臍下面打一個洞，進入腹腔，並做為攝影機的洞口，另外在下腹部打四個洞，作為工作孔，可以由這些洞口伸進去各種手術器械，進行切割、燒灼以及夾取組織之用。

手術進行中，林主任慢慢的將兩側的骨盆腔淋巴腺清除之後，進入攝護腺區域。他在攝護腺與膀胱交接口處燒開，慢慢的分離組織之後，把攝護腺跟膀胱頸分開，隨後經由攝護腺的底部，將攝護腺與直腸逐漸的分開，並且謹慎地分離了兩旁的神經血管叢，一直到攝護腺的前端。在最前端，他把攝護腺與尿道括約肌剝離，慢慢的燒灼，但是因為楊師兄的攝護腺較大，因此使得剝離攝護腺與尿道外括約肌的時候，必須要燒掉較多的尿道外括約肌。完成攝護腺切除手術之後，再將尿道外括約肌與膀胱頸利用縫線做連續性的縫合，便完成了手術。

手術非常順利，大約花兩個半小時清除了淋巴腺與攝護腺組織，術後並沒有任何出血或是尿路感染的情形。病理報告顯示，他的攝護腺癌侷限在攝護腺內，並沒有超過被膜，是屬於第二期，骨盆腔淋巴腺也都沒有轉移的跡象。手術就此完成，楊師兄也從此遠離了攝護腺癌。

術後尿失禁，對生活逐漸失去興趣

按往例，手術後一個禮拜我們會拔除尿管，不過在拔除尿管之後，我們卻發現楊師兄有嚴重漏尿的情形。根治性攝護腺手術之後，尿失禁是一個嚴重的併發症，通常在手術後一、兩個星期，尿失禁會有明顯的改善。因為手術時，須將膀胱與攝護腺分離，因此部分支配尿道外括約肌的神經，一定會受到傷害。而且清除了骨盆腔淋巴腺，也會傷害到一些支配尿道外括約肌的神經。手術後輕微的尿失禁是很常見的，但是在手術後三個月，如果尿失禁的現象還沒有明顯的改善，病人的尿失禁就可能會持續下去。

拔掉尿管之後，楊師兄的尿失禁令他非常不安。他站著會漏、躺著也會漏，膀胱沒有太多儲尿的感覺。我到病房去看他的時候，只見他滿臉愁容，問我說：「這個怎麼辦？」我鼓勵他說：「這只是手術後暫時的現象，時間到了，慢慢就會好。」我為他安排了骨盆底肌肉運動的訓練，希望藉著骨盆底運動訓練，能讓尿道括約肌逐漸好轉，另外也開了一些消腫以及增加尿道肌肉緊張的藥物。

這些藥物吃了雖然有一點幫助，讓他在躺著的時候比較不會漏尿，但是只要一起身，尿就像沒有鎖緊的水龍頭一樣，嘩啦啦地流了下來。因此，楊師兄必須要穿著成人紙尿褲。我建議他多走動，讓骨盆底肌肉活化，對尿失禁會有幫助。可是對他來講，走路就會感覺到尿液滴下來，這對一個過去完全健康的男人來說是最嚴重的打擊。楊師兄的情緒開始低落，意志變得消沉，跟他講話時，他雖然臉是笑著，可是笑容的背後可以讓人感受到他的無奈和惆悵。

攝護腺根治手術之後產生的尿失禁，大多數的病人會在手術後三個月逐漸恢復，但是大約有三成的病人可能過了半年到一年，仍會持續性尿失禁。處理的方法不多，而且口服藥物通常無效，使用骨盆底肌肉運動也只能暫時性的增加尿道阻力。如果真的很嚴重時，可以在尿道括約肌注射一些物質讓它膨脹，增加阻力，或是做人工括約肌植入尿道，利用幫浦來壓迫或是放鬆括約肌。但是這些都需要另外的手術治療，而且手術後也有一定的併發症和後遺症。

楊師兄的尿失禁其實蠻嚴重的，在術後三個月檢查時，請他站著，還沒咳嗽，他的尿就一點一滴的從尿道口滴了出來。我看了他說：「看起來還蠻嚴重的！」他也笑笑的說：「可是這也沒有辦法！」我再請他咳嗽，尿液就筆直的從尿道口流了出來，看起來非得手術不可。但是我們還是必須要等到手術後六個月以上，確定他的腫瘤沒有復發，再來做進一步的手術會比較安全。

我建議他正常的運動，可是他說：「一個人現在變成尿失禁，每天穿著尿布，三不五時就會感覺到熱熱的尿流出來，這樣子怎麼會快樂得起來！以前最喜歡的高爾夫球運動，現在朋友邀約，我也都謝絕。公司的事情，開會時稍微講話，就會感覺尿液流出來，真的無法集中精神做事。」他覺得人生似乎漸漸變成黑白，過去對事業的衝勁還有對社會奉獻的一些憧憬，也逐漸的淡去。現在唯一想的，是怎麼樣讓自己的尿失禁能夠好起來！

我問楊師兄說：「如果可以重來，那你要不要開刀？」他堅定的跟我搖搖頭說：「絕對不要，如果早知道會有這種情形，當初再怎麼樣，我都不願意開刀。」因為他覺得寧可很有尊嚴的過幾年，也不要一輩子漏尿，包著尿布，沒有尊嚴的生活下去。看著他的神情落寞，我也非常難過。我跟他說：「你不用擔心，時機成熟了，我自然會幫你處理，一定會讓你不會漏尿的。」

尿道加壓增加阻力

手術之後六個月，楊師兄繼續在我的門診追蹤。我幫他做了檢查，發現膀胱功能正常，尿道漏尿壓力相當低，顯示他的尿道括約肌已經有點受傷。當然他的攝護腺癌沒有復發是一件好事，但是如何幫他修補閉鎖不全的尿道括約肌，是另外一個問題。

其實在男性尿失禁的治療上，這幾年花蓮慈濟醫院泌尿科有相當大的進展。我利用一條吊帶縫在兩個恥骨分支邊緣，向內壓迫尿道，不足的地方再以心臟彌補片摺疊成一個緩衝物來壓迫尿道。重點是在手術進行中，我們必須要確定對於尿道的壓迫是否足夠？因此，我也設計了一個「逆行性漏尿壓力」測試，利用膀胱鏡直視著尿道括約肌被壓迫的部分，並且用點滴往內滴水。

通常我們會設六十公分水柱的高度，當點滴滴不進去時，就代表了尿道的阻力是在這個高度。也就是說，當膀胱內的壓力低於六十公分水柱時，尿就不會漏出來，或是在咳嗽用力的時候，只要不超過六十公分水柱，就不會有漏尿的情形。但是平常排尿的時候，尿道外括約肌可以放鬆，再加上膀胱產生的收縮力足夠，可以壓迫打開尿道外括約肌，讓病人正常的排尿。要讓尿不失禁，很簡單，只要用各種方法對尿道加壓就可以了，但是若要讓病人在不漏尿的情況之下，又能夠順利的排尿，那就不容易！要在兩個極端中間抓一個平衡點，需要利用尿路動力學檢查來測定一個位於漏尿壓力與逼尿肌收縮壓力之間可行的中間壓力。

手術在楊師兄第一次攝護腺開刀之後一年進行，我讓楊師兄在半身麻醉下，從他的會陰部找到了尿道以及兩邊的恥骨分支，用尼龍線將吊帶縫在尿道下面，並且加上心臟彌補片，測量漏尿壓力之後，將彌補片做厚度的調整，便完成了手術。第二天我把他的尿管拔掉，楊師兄懷著一顆忐忑不安的心，等待著第一次排尿。從早上拔掉尿管一直到了中午，他沒有排尿，可是起來走路、咳嗽用力，都不會漏尿，他心裡有點高興，可是又有點緊張。不會漏尿是好事，但是怎麼還不排尿呢？到了下午三點，他還是沒有排尿。我幫他做了檢查，發現楊師兄的膀胱裡面脹了六百毫升的尿，這表示說他的尿道阻力可能做得太高了，使得他解小便的時候膀胱收縮沒有辦法克服尿道的阻力。這下子換我有點緊張了。但是，這種手術之後，有時會因為組織腫脹或是傷口的疼痛，使得膀胱收縮力變差，導致膀胱脹尿時，無法有效造成排尿的收縮。

我幫楊師兄再做了一次尿路動力學檢查，確定我想的問題是對的。因此，再幫他放置導尿管一個晚上，告訴他說：「放輕鬆，明天早上拔掉尿管，你一定就可以排尿。」果不其然，第二天早上我拔掉導尿管，並且囑咐他多喝水，請他在病房裡面走一走。到了十點多，他有尿意感，到廁所解小便，聽到嘩啦嘩啦的尿液聲，楊師兄的眼淚也撲簌簌的流了下來。一年來的辛苦、內心的煎熬，在這一刻終於得到紓解。他安心了，原來擔心一輩子要過著漏尿的生活將不會再發生。我中午去查房的時候，一看到我，他便高興的抱著我說道：「實在是太感謝你，你又把我的人生從黑白恢復成彩色，不管如何，我一定要好好的跟你配合，讓排尿繼續維持良好的狀況。」

不漏尿的人生

手術之後，楊師兄排尿狀況一直很好，尿流速很強、小便量很多，怎麼樣用力咳嗽都不會漏尿。他又恢復了往日運動的習慣，但是在事業方面則逐漸交給自己的孩子。經過這一次的攝護腺手術以及尿失禁的治療，他終於體會到人生最可貴的並不是事業有成，而是擁有健康的身體。有時候生活品質的提升遠比是否有癌症還來得重要。他每年依然會檢查攝護腺指數，但對他來講，能夠有正常的排尿，不漏尿的人生，才是最重要的一件事！

經過這一次的經驗，楊師兄更加積極的投入社會福利工作。花蓮慈濟醫院在二〇一四年引進了達文西機器手臂手術系統，可以幫攝護腺癌的病人做更準確的手術、更精確的縫合，也減少手術後漏尿的機會，讓病人能夠得到更好的生活品質。楊師兄知道了這件事之後，每年都會提供一筆經費，讓需要接受達文西機器手臂進行攝護腺根治手術，但是經濟情況又不好的病人，可以經由這筆基金來幫他墊付部分的手術費用。他希望他的善款可以幫助更多人及早在手術後恢復正常的排尿，不要像他一樣受了一年的尿失禁之苦。每年他都會回到我的門診來檢查，身體日漸結實，心情非常愉快，臉上也都露出招牌的笑容。

距離他攝護腺根治手術已經過了十年，現在的楊師兄不再有漏尿的問題，攝護腺抗原指數也都在正常範圍，相信未來他會保持同樣的體能狀態和良好的排尿情形。有時候一個小小的手術，一個簡單的觀念，就可以把一個人的人生從黑白變成彩色。研修排尿障礙、功能性泌尿學就是有這個優點。

泌尿小學堂

認識男性尿失禁

男性尿失禁並不少見，大部分的原因是經尿道攝護腺手術後傷害到尿道括約肌。近年來因為攝護腺癌提早診斷，因此有許多中年以上的男性病人，接受了「根治性攝護腺手術」。由於攝護腺根治性手術需要將攝護腺完全切除，因此難免會對於位攝護腺前方的尿道括約肌造成傷害。手術之後，大約有一半的人會有立即的尿失禁，這些病人大約七成會在手術後三到六個月逐漸改善。但是仍有部分的病人，需要做進一步治療。

治療方式

通常在根治性攝護腺手術之後一年，如果尿失禁沒有改善，就不容易再進步。這時可以使用尿道括約肌注射藥物、恥骨下吊帶手術、或是人工括約肌手術的方式，來改善尿失禁。近年來，我們嘗試使用高濃度血小板血清注射尿道外括約肌，也可以有很好的療效。藥物治療通常效果較不好，部分病人也可能因為手術後膀胱產生過動的現象，因此術後發生較為明顯的急迫性尿失禁。不過，這與本文所說的應力性尿失禁是不同的。

親情陪伴 創造生機

她抱著父親的肩膀，對我說：

「你看我們父女感情多好，我要陪著爸爸一直到老，所以你教我做的導尿工作，我一定會把它做好。」

宛如帶著她的父親來到我的門診，因為父親最近尿漏得很厲害，每天至少要換五到六片成人紙尿褲。晚上睡覺的時候更是誇張，一片成人紙尿褲不夠，如果半夜沒有起來幫他更換新的紙尿褲，整個床墊都會濕掉。

其實宛如的父親在十五年前，曾經因為攝護腺肥大、急性尿滯留，在花蓮慈濟醫院做過「經尿道攝護腺切除術」，之後排尿都很順暢，也很少有急尿、夜尿的情形。不過，他在五年前開始出現阿茲海默症的症狀，經常忘東忘西，而且情緒不穩定。在最近一年，他甚至不太記得家裡的人，或是一些講過的話。神經科醫師告訴他的家人，他的阿茲海默症的情形會繼續惡化下去，而他的尿失禁應該跟中樞神經的退化疾病有關，包尿布還是最好的解決方法。

我看了一下，宛如的爸爸今年已經八十五歲了，其實身體狀況還不錯，整天笑咪咪的。如果你跟他講話，他偶爾也會回答，但是講過的話，很快又忘記了。走路沒問題，但是手腳稍微有點遲鈍。

我摸了一下他的下腹部，發現膀胱好像很脹，因此幫他安排了超音波檢查。檢查發現，原來他的膀胱裡面脹滿了尿，我趕緊把他的尿液引流出來，居然有六百毫升那麼多。而且膀胱壁很厚，顯然脹尿的情形已經有很長的時間了。

攝護腺才是尿失禁的主因

宛如爸爸的攝護腺也不小，我在幫他做超音波檢查時，發現攝護腺大約有六十毫克，正常成年人攝護腺的重量則是約二十至三十毫克。雖然他在十五年前做過攝護腺手術，但經過一段時間，攝護腺又悄悄的腫大起來，小便解不乾淨，殘尿愈來愈多。他不太知道這對排尿會有什麼影響，再加上最近的老人失智症，導致他開始出現尿失禁的症狀，於是他的尿失禁就一直被當作是因為老人失智症而產生。

我幫宛如的爸爸放了導尿管之後安排他住院。經過錄影尿動力學檢查發現，她爸爸的膀胱還有一些收縮力，但是膀胱出口有明顯的阻塞。也就是說，宛如爸爸的尿失禁是因為膀胱出口阻塞，導致膀胱無法排空，所以在膀胱較脹的情況之下，經常有急迫性尿失禁，但同時又有解不乾淨的情形。

這種長期的阻塞，讓他的膀胱裡持續積存大量的殘尿以及較高的內壓，膀胱的收縮力因此逐漸降低，無法有效地解出尿來。我跟宛如及她的家人說明了情況：「就現況而言，要考慮先把攝護腺切除之後，再等待他膀胱收縮力的恢復。」

手術安排在住院後兩天，我們刮除了四十毫克的攝護腺。在手術中，我們也注意到他的膀胱裡面小樑化得很厲害，而且有相當多的小沙，顯示這個膀胱出口阻塞已經維持一段很長的時間。

老人頻尿不只因為攝護腺肥大

事實上，攝護腺肥大的症狀並不容易做為辨別診斷的依據。過去我們常常以為老年人有頻尿、急尿及夜尿等症狀，就是攝護腺肥大。其實，真正因為攝護腺肥大導致的下尿路症狀，只占不到三分之一。有些病人的問題，是在於膀胱收縮力低下，有些則是因為膀胱過動症導排尿困難或是急迫性尿失禁；另外有些人的問題，是在膀胱頸或是尿道括約肌，其實跟攝護腺肥大一點關係都沒有。

所以，近年來有一些利用錄影尿動力學檢查的研究也顯示，真正因為攝護腺肥大需要手術的病人，其實沒有想像中那麼多。這也難怪為什麼很多病人接受完攝護腺手術後的效果不好，甚至會產生一些併發症。不過，像宛如的爸爸，這種經過手術過後攝護腺再長出來的狀況，就往往會被忽視。

大家總以為做過攝護腺手術之後，攝護腺應該不會再長。但其實不然，很多病人在攝護腺手術之後，還是有持續的症狀。經過檢查發現，其中三分之一的人，仍舊因為再次增生的攝護腺而導致膀胱出口阻塞。除了攝護腺再度腫大，也有人因為膀胱頸狹窄或是尿道狹窄而有下尿路症狀，這些都需要進一步的檢查及治療，才有辦法恢復正常的排尿。

宛如的爸爸在接受攝護腺手術之後，恢復得很好，拔掉尿管之後，也可以解小便。不過，我們注意到他的殘尿太多了。雖然他尿流速可以到達每秒鐘十五毫升以上，解小便的量也可以到二百毫升，但是殘尿量還有三、四百毫升。這樣多的殘尿，造成他經常要解小便，而且會解不乾淨，進而導致尿路感染，也會有小便疼痛的現象。

父女情深，半夜導尿不怕累

我告訴宛如，可能需要幫她安排間歇性自行導尿的訓練。因為長期的膀胱出口阻塞，導致膀胱內壓過高，而這個過高的壓力，會使得膀胱的血液循環不好，肌肉收縮力降低。雖然膀胱出口阻塞已經解決，但是膀胱的收縮力需要時間恢復。膀胱長期的脹尿，使得膀胱的收縮力變差，再加上他的大腦皮質退化，所以病人有時候並不知道到底膀胱有沒有脹尿，需不需要解小便。在這種狀況之下，除了病人自己解小便之外，我們還需要每四小時將他的殘尿導出來，膀胱才能充分休息，恢復正常的血液循環，收縮力逐漸增加。

宛如的父親在醫院裡面又多住了幾天，住院時我們幫他記錄了排尿日誌，看看他排的尿量有多少。我發現他有夜間多尿的症狀，每個晚上解小便的量高達一千五百毫升，白天的尿就比較少，大概只有八百毫升。只要夜間的尿超過每天總尿量的三分之一，就稱之為「夜間多尿症」。

夜間多尿症常見於糖尿病或腎衰竭的老年人，因為夜間尿量濃縮能力變差，晚上大量尿液滯留膀胱，導致過度的脹尿。對宛如的父親來講，這是造成他膀胱收縮力延遲恢復的原因。所以除了白天要導尿，晚上也需要起來導尿兩次，才能應付那麼多夜間產生的尿量，而不致於造成膀胱過度脹尿，影響到膀胱收縮力的恢復。

因為宛如的父親已經有失智的現象，讓他自行導尿是不可能的事情，因此宛如跟她的姐姐兩個人，就變成家裡主要幫父親導尿的人。宛如從小跟著父親，父親非常疼愛她，因為宛如一直都沒有結婚，所以一直陪在父親的身邊。雖然父親因為失智不太認得她，但她還是很有耐心的照顧著父親，她跟父親說：「爸拔，該吃藥囉！」也會跟父親說，他為什麼要吃藥，並定時幫他檢查身體。

宛如願意幫父親導尿，因此我們就請專科護理師教她如何執行正確的導尿，宛如都做得很好。就這樣子，宛如在醫院學了三天。可以在父親解完小便之後，幫他把尿導出來。到了晚上要睡覺的時候，她也會定時在大約半夜一點以及五點鐘的時候，起來幫父親導尿。我問她：「妳這樣不累嗎？每天要這樣子做，會把自己累壞的。」可是宛如卻跟我說：「不會啊！他是我的父親，從小照顧我長大，我現在的回報只有一點點。」、「回想起以前小時候，他晚上也會起床幫我餵牛奶、換尿布，現在我所回報的，其實比起小時候他照顧我的，還差得太多了！」

講話的時候，宛如雙眼注視著父親，看到父親微笑，她也跟著微笑。然後，她抱著父親的肩膀，看看我說：「你看我們父女感情多好，我要陪著爸爸一直到老，所以你教我做的導尿工作，我一定會把它做好。」

膀胱功能逐漸恢復

在後來的半年裡，宛如很認真的執行導尿的工作，他的父親也恢復得很好，排尿量逐漸從一百五十、二百毫升增加到三百、三百五十毫升，可是殘尿還是依然有二、三百那麼多。也就是說，宛如的父親膀胱容量很大，因為他有失智的問題，對於有沒有脹尿，不太會有感覺，一定要等到膀胱脹到已經產生收縮，他才會意識到有尿要解，但是這時候，經常都已經來不及了。這都是大多數中風、失智症、中樞神經病變的老年病人，常有的尿失禁的主要原因。

不過，因為宛如的父親的攝護腺肥大已經解決，現階段膀胱出口沒有阻塞，所以小便時候沒有困難。不過，大量的殘尿容易讓他產生感染。所以有時候，他還會因為發燒或是急性副睪丸發炎，來到醫院住院治療。雖然如此，我們還是希望他的膀胱功能，能夠慢慢的恢復過來。

在最近的一次檢查時，發現他的膀胱功能確實恢復得不錯，收縮力比以前好，解小便的時候，阻力不大，而且殘尿量也少了很多。殘尿少，導尿的次數就可以逐漸減少。所以我告訴宛如，晚上只要稍微克制他父親的喝水量，不要喝那麼多，晚上只要導一次尿，白天還是照常導尿就可以了。

小心調整用藥和劑量

為了讓宛如父親減少夜間的尿量，我們也曾經試著使用「血管升壓素」，來減少他夜間的尿量。因為老年人有時候腎臟分泌的血管升壓素不足，使得夜間尿量濃縮能力變差，所以晚上的尿量多，造成病人夜尿次數多的困擾。可是這個藥，宛如的父親吃了不合適，會有頭昏以及認知功能惡化的現象。檢查後發現，原來血管升壓素使得他血中鈉的濃度降低，所以我們也就不敢再繼續讓他服用，只好委屈宛如繼續在夜間幫父親導尿。

時間過得很快，轉眼在宛如的父親做完攝護腺手術之後，已經過了一年。在這一年中，他的排尿狀況逐漸好轉。排尿量漸漸增加到三、四百毫升，殘尿量也少於一百毫升，所以每天導尿的次數，大概兩、三次就可以了。

雖然宛如的父親還是一樣有尿失禁，但我們已經可以改用一些抗膽鹼藥物或是交感神經興奮劑，來放鬆他的膀胱，減少漏尿的情形。不過，這種藥物使用在中樞神經病變所造成的尿失禁的老年人身上，還是要特別小心！因為，這些人經常會有膀胱收縮力比較不足的現象，用量太多，雖然尿比較不會失禁，殘尿卻可能會增加。在治療當中，我們必須要經常觀察他的殘尿量，並從他導出的尿量，來檢視用藥的劑量是否合適。

老人尿失禁是可以治療的！

很幸運的，宛如的爸爸在我們調整他的膀胱過動症用藥之後，逐漸減少漏尿次數。每次回來門診，宛如會跟我說，父親每天所用的尿布已從五、六片漸漸減少到兩片，可以正常的排尿，漏尿也減少了。宛如的家人都很感謝我們，但是我跟他們說：「其實要感謝的是你們自己，因為你們很認真的幫父親導尿，減少了他膀胱過度脹尿的問題，也讓他的膀胱不會受到二度的傷害。」

我們可以利用定時導尿的方法，使膀胱處較低的內壓，逐漸恢復血液循環，也恢復膀胱的生機，讓收縮力好起來。但是不適當的排尿處置，經常導致病人無法有良好的膀胱引流，因此膀胱的恢復力差，就無法逐漸恢復膀胱功能。

很多老年人的尿失禁，其實是可以治療的。但可能是因為病人有慢性的中樞神經病變，意識不是很清楚，然後又臥病在床，家屬和醫師往往會覺得病人尿失禁是必然的結果，因此很少就醫診斷治療。從宛如的父親這個病例，我們可以知道，病人的尿失禁其實是可治癒的，問題是我們有沒有給予病人足夠的關心和耐心的照護。

就像宛如的爸爸，如果當初沒有仔細檢查，就不會知道他是因為攝護腺阻塞所造成的膀胱反射性尿失禁，如果一直使用尿布解決失禁的問題，讓他膀胱過脹，最終造成膀胱失去收縮能力，那就很可惜！經過攝護腺手術後，雖然膀胱暫時還不能完全的排空，但只要有耐心的定時導尿或是留置導尿管，經過一段時間，膀胱的血液循環就會重新恢復正常，排尿也會更加正常順暢。

老年人尿失禁，需要我們的關心，更需要家人耐心的支持與照護。就像宛如的爸爸一樣，有了貼心的女兒的關心跟照顧，他才能夠重新獲得生機。

泌尿小學堂

膀胱收縮力低下

「膀胱收縮力低下」是由於隨著年紀的老化，長期的膀胱出口阻塞或是一些中樞神經的病變，例如：腦中風、巴金森氏症、早期失智症等因素，經常會使得年紀較大的人膀胱收縮力不足。

膀胱收縮力不足導致每次解小便後積存大量殘尿，久而久之，膀胱會逐漸擴張，讓膀胱的血液循環變差，更會加重膀胱收縮力的低下。有時候，也會伴隨著尿路感染，而尿路感染更會造成排尿時膀胱出口的尿道括約肌緊張，讓病人發生急慢性的尿滯留。

如果病人失智較為嚴重，對於膀胱脹尿的感覺較差，這種尿滯留會逐漸加重，以至於最終膀胱無法排尿，必須要長期導尿。

治療方式

本文中，宛如的父親，就是因為有輕微的失智症以及攝護腺肥大，造成膀胱出口阻塞而無法排尿。因為手術之後，膀胱仍然有大量的殘尿，所以會產生尿失禁。

這種治療不能急，一定要先定期的將膀胱排空，有足夠的膀胱引流，膀胱不至於過度脹尿，才能使得膀胱的血液循環恢復正常。有時候，必須要一到兩年的時間，才能恢復正常的排尿。如果沒有定期將膀胱排空，膀胱的功能也有可能永遠不會恢復。

宛如不分晝夜，定時幫父親進行間歇性導尿，一方面使得膀胱不至於持續尿路感染，另一方面也可以讓膀胱的血液循環恢復正常。最後，終於得到令人滿意的美好結果。

找回脹尿的感覺

惠萍來看病的時候，原本緊皺的著眉頭逐漸散去陰霾，
開始化妝，連穿著都變得明亮鮮豔起來，
可以感覺到她的心情因為膀胱的情況改善，有了很大的轉變。

脊髓腫瘤術後尿失禁

台北慈濟醫院十五年前啟業的時候，我每個月有兩次到三次的門診。某個星期六下午，一位大約七十歲的老爸爸，帶著他的女兒來到我的門診，女兒名叫惠萍。他們從嘉義上台北來找我，希望我能夠幫惠萍解決她的漏尿問題。

惠萍已經結婚嫁到台北三重，還沒有生小孩。她在二〇〇九年出現下肢無力的症狀，經過檢查後，發現脊髓長了一個瘤，因此接受了脊髓腫瘤的手術。因為腫瘤範圍太大，無法一次全部清除，於是在二〇一六年又做了第二次手術。手術後醫師告訴她，還有一些殘留的腫瘤在裡面，以後必須要定期檢查，只要腫瘤變大，壓迫到神經，便需要繼續手術。

不過，惠萍來找我，並不是為了腫瘤的問題，而是因為她在第二次手術之後，就開始出現嚴重的尿失禁。此外，她還有頻尿、急尿的問題，不過並沒有排尿困難。在外院檢查發現，她的膀胱殘餘的尿很多，而且兩邊的輸尿管尿液逆流。平常惠萍只要感覺到尿意，往往尿就已經漏出來了，但是，尿卻解不乾淨，殘尿經常有三、四百毫升，因此她被教育要進行自行導尿，每三個小時一次。雖然如此，她還是經常有反覆性的腎盂腎炎，有時候發燒還必須住院打抗生素治療。

尿液逆流腎水腫，發燒又貧血

惠萍非常憂愁，可是之前的醫生都告訴她，自行導尿可能是最好的方法，因為她是神經病變所導致的膀胱過動以及尿失禁，所以她的排尿問題無法解決。惠萍的父親上網尋找可以幫助女兒的醫生，四處尋覓，發現花蓮有一位郭醫師是這方面的專家，而且在台北慈濟醫院有門診，他便帶著女兒，在那天早上來找我。

我幫惠萍檢查，發現她兩邊腎臟水腫得很厲害，因為沒有導尿，膀胱裡有大量的殘尿，而且膀胱變得非常肥厚，小樑化得很嚴重。根據惠萍帶來的電腦斷層報告，可以發現有一個相當擴張的膀胱以及腎水腫，而在外院所做的檢查也顯示，兩邊膀胱輸尿管尿液逆流得很嚴重。

其實，惠萍來到我的門診時，身體已經嚴重貧血，抽血報告也顯示，腎臟功能有明顯的受損，預期腎功能指數大約只有正常的二分之一。對於這樣一個神經性的膀胱，保護腎臟是第一要務。我建議她先留置導尿管一段時間，讓膀胱減壓，保護腎臟功能，以後如果膀胱需要做擴大整形手術，才不會因為腎功能不好而影響到手術方式的選擇。

縫製人工膀胱

我請惠萍到花蓮慈濟醫院來住院，安排了錄影尿動力學檢查，發現她的膀胱容量其實很小，膀胱在五十毫升大小時，就開始反射性收縮，當膀胱脹滿了尿時，膀胱處於高壓狀態已經很久了。高壓讓腎臟的尿無法流入膀胱，導致腎臟水腫惡化，間接影響到腎臟的功能，所以必須留置尿管降低內壓。留置導尿管一個月後，膀胱整個萎縮了下來，惠萍以前之所以能夠排尿，是因為膀胱很脹，當膀胱萎縮下來時，她幾乎無法自己解小便。我先試著幫她在尿道括約肌注射肉毒桿菌素，減少膀胱出口阻力，看看她能否自行排尿。試了一個星期，還是沒有辦法，因此我們便準備進行下一步驟的膀胱重建手術。

我告訴惠萍：「妳的膀胱已經很小了，如果要重建，必須使用一段小腸，大約取四十公分，縫成一個人工膀胱，再把它接到原來的膀胱上面去。不過，在手術之後，妳可能沒有辦法自己正常排尿，必須要使用腹壓排尿。手術最主要的目的是減少膀胱壓力、增加容量，因此兩邊的輸尿管重建之後，便不會有逆流的情形，可以保護腎臟，改善膀胱的容量，讓妳不會漏尿。不過，手術後需要自行導尿一段時間，我們進行第二階段手術時，再來嘗試看看如何讓妳自行排尿。」

惠萍跟她的父親都是非常木訥寡言的人，兩個人對於我的說明，似懂非懂的點點頭。手術安排在大約兩個星期之後。惠萍的父親必須要從嘉義前來花蓮照顧她，還好惠萍結婚後還沒有生小孩，所以她一個人離家到花蓮來住院就可以了。

尿不失禁，重展笑顏

手術並不困難，我們將惠萍一段四十公分的小腸先縫成一個M型，再將小腸的腸繫膜對側剪開，兩層縫合之後，做兩次的摺疊，便形成一個像氣球般的人工膀胱。連著血管神經，再把原來縮小的膀胱打開，切掉部分肥厚的膀胱壁，將人工膀胱吻合到舊的膀胱上，便完成了手術。

手術進行得很順利，惠萍也復原得很好，在第二天可以下床，第三天就可以進食。手術後大約兩個星期，我們幫她做檢查，發現膀胱容量已經可以增加到三、四百毫升。於是，我們把她的導尿管拔掉，讓她試著自己排尿，但可能是尿道太緊，也可能她還不適應使用腹壓排尿，因此沒有辦法解出來。

不過由於膀胱出口較緊，她的人工膀胱擴張的也非常快，大約一個月之後，就可以增加到

五、六百毫升。惠萍每四到六個小時導尿一次，導出來的膀胱容量大約六百毫升。經過檢查，她的腎功能逐漸改善，而尿液感染也在手術一個月後，穩定了下來。

惠萍很希望能夠自己解小便，可是我勸她不要急，因為她必須讓人工膀胱穩定、容量增加、內壓降低之後，才做膀胱出口的處置。如果太早做膀胱出口的處置，很可能在脹尿時就會因為腸子仍然會蠕動，容易漏尿，間接影響到膀胱擴張的效果。膀胱如果因為腸黏膜發炎或是阻塞，以致於無法好好擴張會更加麻煩，不好處理。惠萍聽從我的話，每天定時導尿，每個月回到門診檢查，她變得比較開心，因為不再需要包著尿布，跟先生的相處，也因為尿不失禁了，而有正常的夫妻生活，家庭變得和睦。

惠萍來看病的時候，原本緊皺的眉頭，逐漸散去陰霾，臉上也增加了一些化妝品的顏色，連穿著都明亮鮮豔起來，可以感覺到她的心情因為膀胱的情況改善，有了很大的轉變。而惠萍的父親也定時陪她來看病，這位關心女兒的父親，常常上網搜尋相關的資料，問我一些有關腸道膀胱擴大以後可能產生的後遺症以及處置的方法。我一一回答惠萍父親的提問，他擔心女兒要一輩子自行導尿，我請他不必擔心，因為只要惠萍的腹肌有力量，將來膀胱脹尿之後有效的使用腹肌來壓迫膀胱，就可以將尿排出。不過，因為她有脊髓病變，可能造成膀胱頸較為緊張，因此如果藥物治療效果不佳，在膀胱趨於穩定，內壓降低之後，我就會幫她進行膀胱頸切開的手術，來改善她的排尿情形。大約是在第一次手術之後的六個月，只要確定膀胱壓力已經平穩降低，就會進行手術。

切開膀胱頸，使用腹壓解尿

經尿道將膀胱頸切開，來促進膀胱沒有收縮力病人的排尿，是我在多年前發展出來的一種手術。過去幾十年，對於神經性膀胱或是無法排尿的老年人的排尿障礙，醫界幾乎都是選擇使用自行導尿，或是留置導尿管來解決。雖然將尿排出不是一件很大的事情，只要定期排空膀胱，不要讓膀胱發炎或是影響到腎功能，就可以讓一個人繼續維持他的健康。但是每天四到六次的導尿，對於一個病人來講，還是一個相當大的負擔，影響到生活品質，常常造成病人不敢外出，社交活動減少。

我們曾經使用肉毒桿菌素注射膀胱，恢復膀胱正常壓力，有一小部分的病人排尿可以因此得到改善，但是終究無法完全解決排尿困難的問題。因此，我想到，如果有一個病人膀胱沒有收縮力，必須使用腹壓，何不把緊閉的膀胱出口切開，讓它形成一個漏斗狀？這個想法，是我在使用錄影尿動力學檢查病人的排尿障礙時出現的。

單純使用腹壓，很難讓尿液流過緊閉的膀胱頸，但當膀胱頸是張開時，病人往往使用腹壓，就能有效的撐開膀胱頸以及尿道，而讓尿液往外漏出。因此，只要在錄影尿動力學檢查時，我們發現他的膀胱頸是緊閉的，將膀胱頸切開，大約有七成的人排尿困難的情形可以得到改善，其他三成的人，則可能是因為腹壓不夠高，所以無法有效地將尿排空。不過，至少可以解得好一點，減少自行導尿的次數。

惠萍接受了我的建議，在膀胱擴大整形手術後六個月，再次到花蓮慈濟醫院住院，並且接受膀胱頸切開手術。手術時，我們先將她的膀胱脹滿生理鹽水，使得膀胱頸撐開，再用經尿道切開刀，在五點及七點鐘的方位，由膀胱頸向外切開，直到肌肉層完全斷裂。手術後兩天，她開始可以解小便，但只能解大約百分之二十，其他時間還是需要導尿。我幫她做了檢查發現，腎臟完全沒有水腫了，但因為解小便時使用的腹壓方式不對，所以才無法排空尿液。我建議她增加核心肌群的運動，多做仰臥起坐，讓腹壓能夠有效的增加。至於膀胱頸張開不足的部分，我們在手術後三個月，再來做第二次的切開。

二〇一九年三月，惠萍接受了第三次手術，也就是膀胱頸第二次的切開。這時我幫她切得比較深，而且比較寬。手術後兩天，奇蹟終於出現，惠萍第一次可以大量的排尿。她輕輕地使用腹壓，就可以解出三、四百毫升，測量她的殘尿不到五十毫升。雖然剛開始，晚上睡覺時若脹尿，就可能導致膀胱收縮，而有一點輕微的漏尿，但在白天，惠萍幾乎可以不用配帶任何護墊，就可以安心的外出，咳嗽、打噴嚏時，也不會有漏尿的情形。原來膀胱的尿路感染，也在定時排空尿液和抗生素的治療之後，逐漸的消失，腎臟水腫更不再是個問題。

改善生活品質更重要

此後，惠萍變成一個泌尿系統健康的女人，她可以安心的上街、購物、旅遊，跟先生有正常的性生活，不用再擔心隨時都會有尿漏出來的痛苦，以及需要找地方定時導尿的麻煩。惠萍的父親更是感動，他講到這個小孩子的成長以及接受脊髓手術前後的種種讓人擔憂的事情，常紅著眼眶。做父親的對於女兒的疼愛之情，溢於言表。

我也很高興，能夠用我們最新的排尿障礙積極處置來協助惠萍。也許別的醫師建議她留置一條導尿管，也可以解決她的問題，但有時生活品質的改善和身體健康的維護兩者選擇其一，生活品質的改善會比健康的維護要來得更重要。

最近的一次門診，惠萍檢查後顯示身體一切狀況都非常好。這時她輕輕地問了我一句：「郭醫師，我可以準備懷孕了嗎？」我回答她說：「當然可以，妳可以放心的去懷孕，只不過將來妳要生產的時候，一定要告訴幫妳接生的醫師，妳的膀胱是用腸子接上去的。雖然子宮逐漸長大之後，會把這個人工膀胱壓到一邊，但對於妳的自然生產不會有問題。但如果有必要進行剖腹生產的時候，要請醫生小心一點，不要大刀一揮，切到膀胱。」

事實上，我們過去做過人造膀胱、膀胱擴大整形手術的年輕女生，已經有很多都可以懷孕生產，而且不會有任何的問題。相信在未來一年後，我應該可以等到惠萍帶著她新生的小寶貝來看我吧！

泌尿小學堂

脊髓病變導致萎縮性膀胱

「脊髓的病變」，例如腫瘤、血管阻塞、脊髓中風、或是手術後導致的脊髓傷害，都會造成膀胱的感覺以及運動神經傳遞受到阻礙，讓膀胱變成沒有感覺，也無法收縮的器官。除此之外，因為神經病變也會讓膀胱持續纖維化，最終造成膀胱萎縮，而且脹尿時內壓極高。萎縮的膀胱容易發生腎水腫，使得病人的腎功能變差。因為膀胱持續處在高壓狀態，病人在臨床上也會有持續性的尿失禁。

治療方式

在治療上，我們要先檢查膀胱是否可以恢復正常。如果膀胱已經相當萎縮，無法使用肉毒桿菌素注射或是藥物治療來恢復正常壓力，則可能要考慮將膀胱用小腸來加以擴大。如果我們要讓病人有一個較大容量的膀胱，又希望他能夠正常用腹壓來解小便，便必須分兩階段進行手術。

第一階段，先讓膀胱容量增大、壓力降低，減少對腎臟的影響。等到膀胱的容量以及內壓回到正常的範圍，病人的膀胱會因萎縮而沒有收縮力，這時我們可以為病人做膀胱頸切開術，減少膀胱出口的阻力。當尿道阻力降低了，就可以使用腹壓來排空膀胱。這樣才有辦法讓病人有常人一般的正常儲尿功能，並能定時排尿，同時也可以解決尿失禁的問題，重拾生活品質。

美菊笑了一下說：「我相信一定會好的，因爲我對你有信心。」好吧！衝著她這份信心，我們就繼續一起奮鬥下去。

修補殘破的膀胱

婦產科的陳教授，從美菊的下腹部劃刀，進入她的腹腔，準備進行「根治性子宮全切除」及「淋巴腺摘除手術」。當他看到相當沾黏的腹膜時心裡想：「這下糟糕了！比我想像中沾黏得更厲害，但是既然已經完成了電療及化療，這一次必須把主要的子宮頸癌腫塊拿掉，先把患部拿乾淨再說。」於是他慢慢的剝離組織以及周圍的淋巴腺。右邊的輸尿管看得不是很清楚，但他勉強的把它剝離到膀胱的交接處。他發現子宮頸癌腫塊，黏到膀胱的後壁以及陰道上半部，他慢慢的把這些腫塊一一清除乾淨，並且縫合了陰道的傷口以及膀胱的小破口，放了引流管之後，便大功告成，終於完成了這項艱難的手術。

子宮頸癌術後出現膀胱陰道瘻管

二〇一二年，美菊被診斷為第二B期子宮頸癌。那時因為癌細胞已經侵犯到子宮頸外部以及周圍的淋巴腺，因此，她在台北某醫學中心先接受了電療以及化療的處置，過了半年，才開始進入手術的階段。

在手術過程中並沒有太多的失血，手術後傷口也還好。但是到了術後第七天，她的後腹腔引流管突然流出大量清澈的液體，陰道裡也開始有滲尿的情形。陳教授將這些滲出液送去檢查，發現裡面的肌酐酸非常高，很顯然是尿液。這時，美菊的腰部也漸漸的痛了起來。超音波檢查發現右邊腎臟非常腫，顯然她的輸尿管有明顯阻塞，而由經驗判斷，這個阻塞可能是來自於輸尿管受傷所造成。

手術剛結束時並沒有發現問題，但到了第七天，因為血液循環不好，組織缺血糜爛之後，輸尿管才出現破洞，導致尿液外漏。為了要讓尿液減少外漏，醫師趕快安排「經皮腎引流」，在她的右邊腎臟，放置了一條豬尾巴引流管，將右邊腎盂內的尿液引流出來。原本以為這樣做，就解決了問題。但陰道的滲尿越來越多，反而從放在膀胱裡面的導尿管流出來的尿變少了。這個癥候顯示，膀胱跟陰道之間也形成了一個瘻管。

內診後發現，這個洞非常大，用手指頭都可以探進後腹腔，經由洞口可以看到尿液從後腹腔一直流出來，顯然這個膀胱陰道的瘻管相當大，所以無法使用膀胱內的導尿管將尿液引流出來。

治療了兩個星期後，病情還是沒有起色，於是醫師建議美菊，帶著尿管以及腎臟的引流管，先出院再說。距離手術已經一個月，美菊每天帶著兩個尿管，陰道裡面還不斷地流出尿液，紙尿褲一天要換四、五件。美菊不知道為什麼會得到這麼嚴重的子宮頸癌，剛開始時有點陰道出血，她不在意，以為是月經亂了，但沒想到出血越來越多，才去檢查，沒想到癌症病情控制後，卻無法正常排尿了。想到這裡，她不禁傷心的哭了起來。

身上插了三條管子

美菊是個很單純的家庭主婦，先生經營洗衣店，生了兩個孩子，一家四口很快樂的過著簡樸的生活。這一次的生病，使得他們生活大亂，孩子的功課也沒有人去照顧。還好他們家有公婆可以幫忙處理家事，讓美菊和她的先生，可以專心治療她的疾病。

美菊有一次回診到婦產科門診，醫生還是搖搖頭跟她說：「再等一陣子吧！也許時間久了，就會讓傷口癒合，而輸尿管也會通。」但是從豬尾巴導管灌入顯影劑檢查輸尿管的通暢性時，赫然發現，顯影劑不但沒有流進膀胱，反而從陰道的洞口流出，而且輸尿管下段仍舊阻塞。

為了這個問題，美菊被轉介到泌尿科接受治療。泌尿科醫師看了檢查的結果，幫美菊安排了「輸尿管膀胱吻合手術」。這種手術就是要拿一段膀胱的皮瓣做成一個管狀的結構，再跟輸尿管結合在一起。手術時似乎遇到一些困難，所以醫師就直接把輸尿管縫到膀胱上面去，並且放了一條雙鉤導管。

第二次的手術並沒有讓她的陰道瘻管明顯改善，放在後腹腔的引流管依然會流出尿液。再經過檢查後得知，輸尿管與膀胱勉強吻合的接口，並沒有癒合得很好。所以，雖然裡面有放著雙鉤管，希望能夠讓組織長好，但還是徒勞無功。輸尿管與膀胱依舊分離，尿液還是從雙鉤導管往外流，從引流管流出來。

這一次手術之後，她身上有三條管子：腎臟引流管、傷口引流管、以及尿道膀胱導尿管，美菊可謂痛不欲生！她不知道帶著三條管子要如何生活？已經有很多天沒洗澡的她，傷心的請求醫師的幫助。

回診時，美菊坐在診療室外等待醫師看診。這時，旁邊有一位熱心的女士詢問美菊的情況。她告訴美菊說：「既然這樣子，我介紹妳去找一位在台北慈濟醫院的泌尿科醫師，聽說他在處理排尿方面很有經驗，妳不妨去試試看。」

另尋醫師找解方

於是美菊來到我的門診，那時候已經是二〇一四年的年底了。其實輸尿管受傷以及膀胱陰道瘻管的發生，在這種非常複雜的子宮頸癌手術後，還蠻常見的。婦產科醫師為了要將癌症組織切除乾淨，常常無法顧及周圍的組織以及血液循環。雖然有保護到輸尿管，陰道壁也有縫合，但是手術後因為以前電療及化療的關係，局部的血液循環通常很差，再加上手術時輸尿管和膀胱剝離得比較厲害，所以在手術後一個星期，常常會因為組織癒合不好，而產生瘻管。

再加上第二次手術時，輸尿管與膀胱之間並沒有完全無張力的吻合，所以手術後傷口更無法癒合得很好，終於導致輸尿管下端狹窄，同時與膀胱分離。膀胱與陰道之間，有一個大約五十元硬幣大小的瘻管，還好這個瘻管的位置是通往後腹腔，並沒有進入腹腔內，所以她的腸胃道並沒有受到影響。她還是可以吃喝、排便，只不過尿液分別從三個管子流出來，讓她非常的辛苦。

我了解了美菊的狀況，心裡盤算著，這麼複雜的尿道外傷以及陰道膀胱瘻管，該怎麼下手治療呢？我建議她到花蓮慈濟醫院來住院，在這裡，我幫她設計了一個完整的療程。我們先把放到膀胱與輸尿管之間的雙鉤導管移除，換一個乾淨的新雙鉤管，拔除掉腎臟的引流管，讓她少掉一條管子。膀胱的導尿管，則換成一條比較大的平頭導尿管，來促進尿液從膀胱的引流。然後，我從陰道的瘻管裡再塞進一條引流管，從這裡做低壓抽吸。

我告訴美菊，這樣的做法，是先求穩定後腹腔的組織，利用陰道的引流管將尿液從這邊盡量吸引出來。一方面可以減少尿液外漏，改善組織的糜爛及發炎，另一方面，經由低壓的抽吸，也能促進周圍組織的癒合，讓瘻管逐漸形成一條管狀的瘻管，傷口才能逐漸癒合。至於膀胱與輸尿管之間的裂縫，就等以後表皮以及肌肉層恢復，在第二個階段再來處理。

美菊聽了我的建議，很安心的在花蓮住了下來。還好她以前有買健康保險及癌症險，住院對她不會形成經濟上的壓力。她準備了很多衣物，準備與下泌尿道的瘻管長期抗戰。

首先，我們從膀胱鏡觀察瘻管以及輸尿管的末端。從膀胱鏡進入破裂的膀胱瘻管，赫然發現，原來輸尿管的末端與膀胱完全分離，兩者大約有兩公分之遙。但是由於可以看到輸尿管的黏膜，因此我們可以將一條安全導線放入輸尿管內，然後再以輸尿管鏡走上去。放好了安全導線，再把雙鉤管安安穩穩的放到腎臟裡，便完成了第一次的治療。

隨後，我們從陰道的引流管開始抽吸尿液。剛開始的兩個星期，尿液抽得不多，大部分還是從陰道引流管旁邊漏出來，而膀胱的導尿管流出來的尿液，也大概只有總尿液的一半而已。由此可知，右側腎臟大部分的尿液，都從瘻管漏出來了，而膀胱的導尿管只能引流到左側輸尿管留下來的尿液。

期間，美菊很安心的住院，我每天去看她好幾次，看看尿液引流量的變化，也告訴她說：「妳自己可以判斷尿液流量的變化，這個變化就代表妳體內組織已經在癒合了。」

我建議她要多補充營養，尤其是高蛋白，像是雞蛋，要多吃一點。他的先生去買了很多東西回來讓她吃。據說這兩個星期，她體重整整增加了三公斤。我笑著說：「再養下去，瘻管還沒好，妳就變成一隻小母豬了。」她笑了一下說：「我相信一定會好的，因為我對你有信心。」好吧！衝著美菊這份信心，我們就繼續一起奮鬥下去。

瘻管逐漸癒合，陰道不再漏尿

從開始陰道引流管低壓抽吸之後的兩個星期，美菊的症狀開始出現轉變。從陰道引流管流出來的尿液逐漸減少，膀胱導尿管引流的尿液也逐漸增多，從一比一變成一比三，慢慢的變成一比五。再過兩個星期後，陰道引流管的尿量，變得非常少，甚至有一次不小心拉到引流管時，引流管直接掉了出來。

我幫她檢查，發現陰道的瘻管傷口已經變得非常淺，看起來再也放不進引流管了。這時我改成從膀胱的導尿管進行尿液抽吸，以促進膀胱瘻管癒合，陰道部分則用紗布塞著，讓尿液吸出來，每天更換紗布。剛開始一天可能要換十次紗布，慢慢的減少到兩次、一次，最後終於乾了，陰道不再有任何尿液滲出。這時，美菊已經住院一個半月了。

雖然時間很長，但是她很高興，因為終於不再有尿液從陰道漏出來。可是膀胱的引流管到底能不能拔得掉？她的輸尿管與膀胱之間的缺口，是否還有機會自然癒合？這些疑問一直在我和她的心中，盤踞不去。該面對的事情還是要面對，我幫她做了一次內視鏡檢查，從膀胱裡面，我們可以看到一個小洞，而輸尿管鏡從這個洞進去，還是可以看到輸尿管的斷端。輸尿管與膀胱之間，原來空空洞洞的一個大瘻管，現在已經變成窄窄的管腔，黏膜並沒有長得很好，周圍都是一些肉芽組織。

我幫美菊換了一條新的雙鉤管，膀胱的導尿管則拔除掉。經過三年多的日子，美菊終於可以自行解小便了。她高興的抱著我說：「郭醫師，你真是我的救星，把我從泡在尿裡的日子拯救了出來，我現在陰道不會有尿漏出來，也可以自己解小便，更是令人高興！」

那時正是準備過年的時節，我建議她回家休息，過完年之後，再來做進一步的治療。可是她擔心回去後病情又有變化，因此願意留在花蓮，等情況都穩定了之後再回去。

過年期間，美菊有時還是有發燒以及腎盂腎炎的跡象，不過用抗生素很容易就得到改善。詳細的檢查後發現，她的右腎已經沒有水腫，但輸尿管斷端距離膀胱大約還有三、四公分之遙。而膀胱的瘻管已經完全癒合，與陰道之間沒有任何缺口，所以我們可以放心讓她自行小便。

她小便剛開始解得並不是很好，可能只能解一半的尿液而已，剩下另外一半的尿液，我們建議她自行導尿，避免尿液泡著傷口產生發炎，又產生瘻管出來。過年後，我再幫她做檢查，傷口一切都很好，尿液感染也控制得非常穩定。我建議她先回家，等到三個月之後再回來。我們考慮拔除雙鉤管，看她腎臟的尿液是否可以順利的流到膀胱裡面。

一波未平，一波又起

美菊依約在三個月之後又回到我的門診，這一次我們再次檢查，發現原來膀胱破洞的邊緣有一些海草狀的腫瘤，幫她做了切片之後，病理報告顯示，居然是惡性的「移行上皮細胞癌」。這種「移形上皮細胞癌」很可能是因為長期發炎，造成細胞的變性所產生。

我將腫瘤刮除了之後，進行了膀胱內的化學藥物治療。真是一波未平，一波又起，美菊的心又七上八下了起來，一方面擔心輸尿管無法與膀胱順利的接合在一起，另一方面又怕這個腫瘤是不是又要讓她再挨一次刀。還好，老天保佑，這個腫瘤經過治療之後，沒有再復發。可是她的輸尿管與膀胱之間，還是沒有長出正常的組織。

我們試著拔除了雙鉤導管，但腎臟馬上腫了起來，因此我又放了一條豬尾巴導管，希望進一步檢查她輸尿管的缺口到底有多長。從豬尾巴導管灌注顯影劑檢查，我發現原來下段的輸尿管因為過去的電療以及手術沾黏，與膀胱之間的缺口雖然只有二、三公分，但下段十幾公分長的輸尿管都是狹窄的。也就是說，如果沒有放置輸尿管內的雙鉤導管，她的尿液無法從右邊腎臟順利引流下去。

治療到這裡，還是需要再做進一步的手術治療，才能解決最後的輸尿管狹窄以及與膀胱之間斷裂的問題。我思考了很久，建議她可以考慮將右邊的輸尿管接到左邊正常的輸尿管，或者是使用一段小腸來做為輸尿管的中置管道，將好的輸尿管直接連接到膀胱壁上。由右側輸尿管接到左側，雖然可以避開重建上的問題，但是可能也會影響到左側輸尿管的通暢性，讓以後處理上更加複雜。最終，我決定建議她接受小腸輸尿管中置手術。

用小腸連接輸尿管和膀胱

美菊對於我的任何處置，已經百分之百的信任，她總是告訴我說：「你說怎麼做，我就怎麼配合，反正這條命是你撿回來的，你能夠讓我變好，我就非常感謝。如果真的做不好，那也是我的命。」

使用小腸做為輸尿管的中置手術，我過去有相當多的經驗，大部分都是用一小段小腸，將它連著血管神經，拉到輸尿管的下面，然後將輸尿管狹窄的部分全部切除，將小腸縫到輸尿管擴張的部分，下段再連到膀胱，做一個抗逆流的裝置，就完成了手術。

手術其實並不複雜，但是需要動到小腸，總會有一些腸胃道的後遺症可能發生。這個手術在美菊最後一次輸尿管鏡檢查之後一年，我們才進行。最主要是要先確定膀胱腫瘤沒有再復發，也希望骨盆腔裡過去的發炎，以及種種手術之後所產生的沾黏，能夠在一段時間之後慢慢的變軟。這樣子在剝離輸尿管時，才不會造成更多輸尿管的傷害。而且我們也希望膀胱功能經過一段時間之後，經由神經血管的重新供應，能恢復正常的功能。如此一來，手術後美菊才能順利排尿，不會因為排尿不順暢而造成輸尿管的通暢性又受到影響。

二〇一七年五月，我終於幫美菊做了小腸輸尿管中置手術。手術後一切順利，我們又放了一條雙鉤管在裡面，預計在三個月之後拔除。美菊的腸胃道還算不錯，手術後兩、三天就已經排氣，可以進食。她傷口癒合非常好，也沒有任何尿液外漏的情形。手術後兩個星期，她就順利的出院，以後在門診繼續追蹤。

經過三個月之後，我們拔除了雙鉤管，並且觀察她的腎臟水腫以及尿路感染的問題。只要有尿路感染，我們就趕快用抗生素治療，而腎臟也在拔除導尿管之後，從輕微的水腫逐漸變得健康。一年之後，美菊的尿路感染已經完全消失，而且腎臟水腫也完全消除，這才大功告成。

充分信任醫師，問題逐一解決

距離美菊來找我治療，總共歷時三年。在這三年裡面，由於美菊對醫師的充分信任以及配合，使得我們可以很安心的一步一步將尿道外漏、膀胱破洞，以及輸尿管斷裂的種種問題一一解決，重建了她的輸尿管與膀胱之間的斷裂處，並且讓美菊可以正常的排尿。

現在美菊每三個月會到我的門診做詳細的檢查。我問她；「妳這樣子持續來，不會覺得很累嗎？」她總是笑笑的說：「每三個月來看看自己的救命恩人，怎麼會累呢？我還希望終生可以一直跟著你，我才會安心。」經過了這麼多年冗長的治療過程，美菊依然維持著非常開朗的個性，沒有怨天尤人。我也告訴她說：「從自己的經驗中，妳應該體會到許多人生的無常，可以去多做些好事，多去幫助一些弱勢的人，這樣也可以讓妳的身體更加健康。」

還有最重要的一件事，美菊幾乎已經忘掉她是個子宮頸癌第二B期的患者。從二〇一二年診斷至今，已經七年多了。癌症不再復發，電腦斷層檢查也沒有任何腫塊。我想，剛開始幫她做手術的陳教授，能夠將癌症組織清除得那麼乾淨，讓美菊健康地活著，才是最大的功臣。

泌尿小學堂

膀胱、陰道及輸尿管陰道瘻管

「膀胱、陰道及輸尿管陰道瘻管」會形成，是因為進行了一些較大的根治性手術，例如：子宮頸癌手術、或是侵襲性直腸癌手術。因為腫瘤侵犯的範圍較廣，醫師將腫瘤完全清除時，免不了會傷到膀胱或是輸尿管。有時候，在手術時會出現深部的大出血，醫師就會用大針來縫補出血點。但是縫合的地方，如果包含了陰道、輸尿管或是膀胱壁，在手術後就有可能會造成膀胱陰道瘻管，或是輸尿管陰道瘻管。

這種瘻管一旦形成，便不容易自然恢復。因為瘻管本身會產生嚴重的發炎以及缺血，一旦瘻管形成，便需要等到瘻管的局部組織都恢復正常彈性以及血液循環，才有辦法修復。為了避免讓瘻管影響生活品質，我們必須要減少尿液外漏的機會，改由膀胱引流。

治療方式

在本文中美菊的瘻管涵蓋了膀胱以及輸尿管末端，因此我們在陰道先用低壓抽吸的方式，減少尿液外漏，使得陰道的瘻管先癒合，再來處理輸尿管與膀胱之間的缺口。修補的過程中，因為輸尿管已經無法直接的接到膀胱上，因此需要使用一段小腸做為輸尿管與膀胱的中置組織。這種手術並不是很複雜，但必須要很小心的確定膀胱與陰道之間的瘻管完全密合才能進行。所以手術需要分很多個階段，病人必須要耐心配合醫師的階段性手術，才能達到完整修補的最終目標。

第三章　無法排尿的痛苦

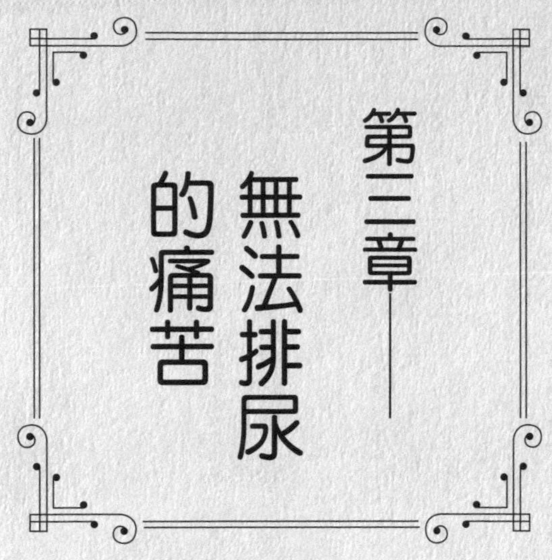

老師謝謝你幫我治療，我會好好照顧我自己，希望等我好的時候你在退休。

愛你喔！

我會一直為你加油！

能正常小便的感覺真好

這一次美琴真的可以解小便了。
已經有三年不能自己解小便的美琴，
聽到尿液由尿道流出到尿桶裡的聲音時，
眼淚也滴了下來。

每一個人尿脹了，便會到廁所解小便，感覺到尿液從尿道流出來的通暢感，然後下腹部急尿的感覺就會消失了。這種感覺，每天我們都會經歷好幾次，從來不覺得能夠正常排尿是一件令人快樂的事。然而，當你無法排尿，甚至無法有尿脹的感覺時，能想像那是什麼樣的情境嗎？

五十四歲的美琴，在她的先生和孩子陪同之下，來到花蓮慈濟醫院我的門診。我問她：「妳是從哪邊來？」她回答我說：「我是從彰化來的。」

膀胱憩室充滿殘尿

原來美琴在三年前，因為反覆的膀胱發炎，在附近的醫院接受治療。檢查發現她的膀胱壁多出了一個憩室，這個憩室導致她解小便時大部分的尿液會流到憩室裡，累積久了，憩室裡就容易產生細菌感染。因此，在檢查前的兩、三年，美琴經常有反覆性的細菌感染，導致排尿疼痛、排尿困難，以及血尿。

一開始，醫生給她抗生素服用，每次吃完藥的三到五天之後，她的症狀就獲得改善，因此並不以為意。但後來細菌感染的情形愈來愈頻繁，她才覺得不太對勁。美琴到附近的醫學中心檢查才發現憩室太大了，尿液積存很多、細菌也感染嚴重；醫師建議尿路感染治療好之後，開刀切除憩室。

膀胱憩室是一個從膀胱壁凸出去、沒有肌肉層的泡泡，就像氣球一樣鼓出。因為膀胱憩室是沒有肌肉層的，所以解小便時不會收縮，反而是膀胱收縮所產生的壓力，會讓尿液流往憩室，憩室也會逐漸膨出變大，殘留尿液。殘尿愈多，就會奪走更多應該排出來的尿液，所以病人常常會感覺尿不乾淨，而且有尿路感染的風險。久而久之，有些病人的憩室裡還可能會產生結石，甚至因為反覆發炎，而發生膀胱表皮癌。

切除憩室變成排尿困難

其實美琴在反覆發炎的那幾年，也有頻尿、急尿，以及排尿困難的現象，只不過，因為從年輕就習慣解小便要用力，因此不覺得這有什麼大問題。醫師從美琴的下腹部開刀，把她的憩室與膀胱分離，然後縫合膀胱壁，便結束了手術。

手術之後五天，醫師拔掉導尿管，讓美琴自然小便。但是奇怪的事情發生了，即使膀胱脹了五百毫升以上，美琴還是無法解小便！因此，醫師幫她放上導尿管，並且教她如何自行導尿，把尿液排出來。

經過膀胱鏡檢查，醫師發現美琴的膀胱壁非常厚，而且有明顯的小樑化。可是膀胱出口並不像男人一樣，有攝護腺肥大或是尿道狹窄的現象。醫師也不知道為什麼會排尿困難，於是就開了一些放鬆尿道的藥物給美琴吃，並且囑咐她放置導尿管一個星期後，再來拔掉。一個星期之後美琴拔掉導尿管，卻還是沒有辦法排尿。從此，美琴只好開始使用自行導尿，每天導六、七次，把尿液排出來。

經過幾次的門診檢查後，醫生只能搖頭，病因仍然不得而知。醫生幫美琴安排了尿路動力學檢查，赫然發現美琴的膀胱並沒有明顯的收縮力。雖然有感覺，可是脹到三、四百毫升之後，她才覺得有點脹；膀胱脹到六百毫升，壓力比較高了，可是還是無法產生有效的排尿收縮。最後，她被診斷為「神經性膀胱」，醫生建議她繼續使用間歇性導尿，而且服用藥物，期待有一天，膀胱能夠重新恢復生機，正常排尿。

女性也會膀胱出口阻塞？

美琴自行導尿的日子，就這樣過了三年。這三年裡，偶爾還是會尿路感染，讓美琴產生膀胱脹痛以及血尿的情形。她到處求醫，甚至去求神問卜，也都找不到答案，無法恢復正常的排尿。終於，她從網路上找到了花蓮慈濟醫院，來到我的門診。

我看了一下美琴，她是一個身材瘦小的女人，先生是個工人，家境小康，過去沒有任何病史，或是開刀的經驗，也沒有做過會讓神經受傷或是骨盆腔的手術。兒子在台北上班，聽到媽媽要到花蓮來看病，急忙請假陪媽媽過來。

我看了美琴帶來的病歷以及檢查報告，她在彰化的醫院所做的電腦斷層顯示腎臟正常、沒有水腫，可是膀胱壁卻非常的厚，可見膀胱的問題應該已經累積多年，甚至可能從年輕時就開始了。膀胱壁之所以變厚，可能來自於神經性的病變而導致膀胱纖維化，但也有可能是因為膀胱出口阻塞，而造成膀胱肌肉肥厚。特別當患者患有膀胱憩室，我們一定要懷疑她是否有膀胱出口阻塞的問題。

一般男性病人比較容易被懷疑患有膀胱出口阻塞而進行檢查，可是對女性來說，膀胱出口阻塞被認為是少見的疾病，很少醫師會想到婦女也有這樣的問題。事實上，婦女的膀胱出口阻塞並不少見，有些婦女有「膀胱頸功能失調」，有些則有「尿道括約肌放鬆不良」，年紀大的婦女，甚至會有「尿道口狹窄」，這些原因都有可能造成排尿時膀胱出口阻塞。

如果阻塞並不嚴重，病人常常會有頻尿、急尿的症狀，較嚴重的可能會有尿失禁，但是通常不會主訴排尿困難，使得看診的醫師往往誤以為病人的問題來自於「膀胱過動症」，而不是膀胱出口阻塞，因此在治療上，常常不能真正的解決問題。

排尿時，膀胱出口阻塞導致膀胱壓力較高，時間一長則會刺激膀胱表皮以及肌肉層，產生後續的發炎反應以及纖維化現象，最後逐漸形成肥厚的膀胱。膀胱因為逐漸肥厚，會造成收縮力下降，殘尿較多。如果在一開始就有膀胱憩室形成，這些壓力更會轉進到憩室裡面，使尿液無法向外排出，因此排尿就會出現尿流速低、尿量少、而殘尿增多，同時也會有反覆的尿路感染問題。

由於過去我們已經有相當多的臨床經驗以及研究報告，因此我告訴美琴：「像妳這種情形，我們可能要先安排進一步的檢查，再做治療。」

切開膀胱頸鬆弛尿道

美琴依照我的指示住院接受檢查，我們發現她的膀胱收縮力真的很弱，膀胱也因為纖維化的關係適應性不好。也就是說，膀胱在脹尿時，壓力會上升，卻不會排出尿液。因為美琴的膀胱頸一直緊閉著，即使用力解小便，膀胱頸也沒有辦法張開來。我建議她先把膀胱頸切開，讓膀胱出口張開來，這樣在解小便時會比較容易用腹壓來撐開尿道，解出尿液。

錄影尿動力學檢查的時候，出現一個很有趣的現象。在膀胱造影的底部，出現一個往上突出的影像，這種景象，如果在男性病人身上，大部分都會被認為是攝護腺肥大造成的膀胱內突出。但是女性因為沒有攝護腺，所以醫生看到之後，並不會覺得有什麼異樣！

在我們過去的研究發現，排尿困難的女性在膀胱儲存尿液時，如果膀胱下面有一個往上突出的凹陷，代表她的骨盆底肌肉過度緊張。骨盆底就在膀胱的下方，當骨盆底肌肉緊張時，會從膀胱的底部往上隆起，形成類似男性攝護腺肥大的影像。

我在美琴的膀胱頸五點以及七點的位置用內視鏡做了兩個切口，手術十分簡單。這個切口從膀胱頸延伸到括約肌的部分，長度大約為一公分，切口把環繞著膀胱頸的平滑肌全部切斷，一直到露出膀胱頸外面的結締組織為止。這樣才能夠把整圈膀胱頸的平滑肌在兩個地方切斷，讓病人較好排尿。

手術之後兩天，我們拔掉美琴的導尿管，希望她能正常的排尿。可是美琴試了幾次，還是沒有辦法排出尿液來，必須要繼續導尿。手術前，美琴的膀胱功能顯示她的膀胱並沒有收縮力，因此必須要使用腹壓來解小便。

切開了膀胱頸，理論上，她的膀胱出口阻力應該減少了，只要用足夠的腹壓來壓縮膀胱，應該可以解出一些尿液，但是她還是無法解得很好。因此，我在手術後三天，再度幫她做了一次錄影尿動力學檢查，結果發現她的膀胱出口依然緊閉著，顯然我們膀胱頸切開的長度並不夠，所以尿道的肌肉依然維持著緊閉的狀態。

為什麼還是尿不出來？

其實，膀胱頸與尿道的平滑肌是相連的，我們很難從內視鏡區分哪一段是膀胱頸，從哪裡開始是尿道括約肌。做手術時，經常需要憑著經驗與感覺去動手術。錄影尿動力學可以告訴我們，病人用力時膀胱出口有沒有張開來；如果張開的部分太短，則顯示切開的部位並不夠。因此，我建議美琴接受第二次的膀胱頸切開手術，她當然希望能夠有好的結果，因此接受了我的建議。

我在第二次手術時，將原來切開的膀胱頸切口，再往外切開了大約半公分。希望這樣比較長的膀胱頸，能夠讓尿道較鬆，而她也可以用腹壓來排尿。

手術過後兩天，我們再度拔掉尿管，這一次美琴真的可以解小便了。已經有三年不能自己解小便的美琴，聽到尿液由尿道流出到尿桶裡的聲音時，眼淚也滴了下來。她非常高興，在我查房時一直拉著我的手感謝。她說：「我已經這麼多年不能自己尿尿，你真是我的救命恩人，讓我擺脫導尿管的痛苦。」

不過，好現象維持不到半天。到了晚上，美琴又開始不能解小便了。雖然尿可以用力解一些，但是只有解一點點。護士小姐幫她檢查，發現膀胱裡的殘尿還有多達三百毫升。因此，第二天早上我去查房時，她又被放上了尿管，要不然，晚上一直起來小便也不是辦法。

我仔細思考了美琴的病程，發現她的膀胱肥厚，應該不只是膀胱頸功能失調所造成的。有些人的膀胱肥厚是因為膀胱出口阻塞，但是造成膀胱出口阻塞的，並不見得只有膀胱頸。尿道外括約肌以及骨盆底肌肉的放鬆不良，也是其中的可能原因。

注射肉毒桿菌鬆弛尿道括約肌

其實，美琴在三年多前，開刀治療膀胱憩室之前，是可以解小便的。雖然那時候，她需要費力解小便，但是終究可以自行排尿。但為何在手術之後，突然間無法排尿了呢？這讓我想到膀胱與尿道括約肌之間的神經調控，其實是一個主要的因素。也就是說，因為美琴的尿道外括約肌，張力本來就較高，可能是俗稱的「功能障礙型排尿」。

每次解小便時，尿道外括約肌無法有效放鬆，排尿時壓力過高，導致膀胱內壓力上升，形成較大的膀胱憩室。膀胱憩室手術之後，因為膀胱持續的發炎反應，導致尿道外括約肌以及骨盆底的張力更強，排尿也變得困難。

平常脹尿時，我們的尿道括約肌以及骨盆底肌肉一定會緊縮，以防止尿液外漏，這是正常的生理反射作用。因此，當膀胱有慢性發炎以及手術刺激時，會使膀胱出口的括約肌、平滑肌，乃至於骨盆底肌肉張力變得更高。肌肉的高張力，再加上原來就有「功能障礙型排尿」，便會造成她的排尿困難。如果張力強到一個程度，甚至會抑制膀胱的收縮，使得脊髓裡膀胱反射中樞的神經核，受到來自骨盆底以及尿道外括約肌傳入神經張力過高的抑制，而無法收縮。這種情形並不少見，很多排尿困難的病人有這樣的現象。

在過去的研究中，我們也嘗試使用尿道括約肌注射肉毒桿菌素，成功的改善了許多病人的排尿困難，甚至讓她們的膀胱收縮力恢復。由於過去的研究經驗，對於美琴經過尿道膀胱頸切開手術之後仍然無法排尿的現象，我提議注射肉毒桿菌素，讓尿道括約肌放鬆，同時也可以改善膀胱的收縮力。我問她：「尿道括約肌肉毒桿菌素的注射，可以在現在做，或等二、三個星期後，也可以等膀胱頸切開的發炎反應改善了以後再做，妳想要什麼時候呢？」美琴一直希望能夠早一點有正常的排尿，因此便請我在第二天幫她治療。

在尿道括約肌注射肉毒桿菌素，是我大約在二十年前開發的一種新的治療方法。那時我們意外發現有些不明原因排尿困難的病人，在注射完尿道括約肌肉毒桿菌素之後，居然可以讓逼尿肌的收縮力恢復正常，不過放鬆的程度，卻根據每個病人的尿道括約肌張力高低而有所不同。有些神經性病變患者的尿道括約肌因為沒有神經，注射肉毒桿菌素是沒什麼用的。但是有些不明原因排尿困難的病人，卻因此恢復正常了。許多動物實驗證實了這樣的療法可行，因為當我們的交感神經過於緊張興奮時，會抑制副交感神經的收縮。而交感神經被肉毒桿菌素破壞之後，副交感神經的收縮力，也就是膀胱的收縮力會變得更強。

我幫美琴的尿道外括約肌注射一百單位的肉毒桿菌素，第二天便拔掉尿管。果真美琴可以尿得比以前更好，解小便的量大約可以到二百毫升，而殘尿只剩下一百毫升，尿流速也提升了。我問她：「妳覺得解小便需要用力嗎？」她搖搖頭說：「我感覺非常的自然，有點尿脹，我到廁所去坐下來，就可以放鬆，然後尿就解出來了。這種感覺真的很好，真的讓我太開心了！」

排尿困難的可能原因

美琴在醫院裡面，再多住了兩天。這兩天我們用抗生素治療了她的尿路感染，並且繼續觀察她排尿的情形。她的排尿依然非常順暢，雖然速度沒有很強，而且殘尿量大約都還有排尿量的一半，不過，能夠順暢的解小便，已經讓她非常開心了。

美琴閒餘時會在病房裡走來走去，跟護理師聊天，有時會聊到她的家庭。她的家境並不富裕，先生在做工，她自己則在幫人家做一些代工，生活相當單純。她依稀記得，從小因為學校廁所很髒，所以上學時不敢上廁所、也不敢喝水，一泡尿總是從中午憋到回家之後才敢去上。她在想，會不會是因為小時候長期憋尿，讓她的尿道括約肌愈來愈緊，一直到長大之後才因此發生排尿困難的情形？

婦女排尿困難的原因很多，從小學開始的不良憋尿習慣，是可能的原因，除此以外，反覆尿路感染造成的骨盆底肌肉緊張，也是其中的原因之一。另外，長期便祕造成骨盆底肌肉緊張，也有可能導致排尿時無法放鬆尿道外括約肌。無論如何，為了治療排尿困難，我們必須同時修正以上可能因素：她不良的喝水習慣、不好的排尿姿勢，以及不正常的便祕症狀。

美琴回家之後，大約每三個月會到台北慈濟醫院門診讓我追蹤。每次她都會帶著她的排尿日誌來給我看，紀錄顯示解小便一直都非常順暢。為了讓尿道的括約肌更加放鬆，我也持續開藥給她，包括放鬆平滑肌和橫紋肌的藥物。她認真的吃著藥，也定期檢查尿液，深怕再度發生膀胱細菌感染，讓尿道外括約肌再度緊繃。

持續追蹤病情一年，期間我很擔心她的尿道肉毒桿菌素作用會在半年後消失，可是一年後，美琴的小便還是一樣解得很好。雖然殘尿還是有三分之一，但是已經不會影響到排尿，她可以正常的喝水，正常的排尿，晚上需要起來一、兩次上廁所，但是不會影響睡眠，種種跡象顯示，她膀胱功能已經逐漸恢復。

我幫美琴安排了另一次尿路動力學檢查，令人驚訝的是，她的膀胱張力正在降低，纖維化逐漸好轉，收縮力也正在恢復！如今膀胱可以有效的收縮，而且膀胱內壓力並不很高，顯示膀胱的出口阻力已經降低。

雖然膀胱的收縮力不足以將尿液完全排出，還是會有一些殘尿，但我相信只要她的膀胱出口繼續維持開張，排尿壓力正常，膀胱裡的慢性發炎以及纖維化的現象終會恢復正常。再過一段時間，相信她小便可以越解越好，到最後就不需要再用藥物治療了。

自己解小便感覺真好

上個星期，美琴由她的孩子和先生陪同，從彰化到台北來看門診，也給我帶來了彰化名產。從她的臉上，我可以看到充滿感謝的笑容。我問她現在狀況如何？她非常高興地說：「一切都很好，我過得很好，小便也很順暢。」她的眼裡泛著淚光，握住我的手說道：「你真的不知道，能夠自己解小便那種感覺，真的、真的是很好。」

其實對於排尿這件事情，我們懂得還太少。經由許多病例的累積，臨床醫師可以慢慢了解身體的奧祕，從中破解不正常的生理變化，讓病人恢復正常的排尿，這就是我們最高興的事情了。

泌尿
小學堂

女性膀胱頸及尿道功能障礙

在婦女排尿障礙這個領域，相當多的婦女有不正常的排尿狀況。無法正常的排尿會導致反覆性的尿路感染，這時才會發現原來病人有大量的殘尿以及較緊的膀胱出口，包括膀胱頸及尿道括約肌。事實上，膀胱頸與尿道括約肌彼此相連，由同樣的交感神經支配，界線很難區分，手術時須謹慎。

治療方式

當我們確定病人排尿時壓力不高，但是膀胱出口卻還是緊閉時，如果藥物治療無效，必須要先將膀胱頸以內視鏡做切開，膀胱頸切開之後，如果病人還是無法有良好的排尿以及較少的殘尿，還可以在尿道括約肌上注射肉毒桿菌素來放鬆尿道。

有一部分的病人治療後，膀胱的收縮力可以恢復；但部分的病人，仍然沒有辦法恢復正常的膀胱收縮，必須使用腹壓來排尿。使用腹壓排尿可以將尿液排空，但如果無法排空一半以上的尿液，則可能需要加上一天數次的間歇性自行導尿，才能夠解決排尿問題。反覆性的尿路感染也經常因為膀胱的感覺神經受到激發，而造成反射性的尿道括約肌緊張，使得病人處在一個括約肌張力較高，而膀胱逐漸失去收縮力的狀況。因此在治療上，這幾個因素都必須要考慮進去，經過精準的診斷以及階段性的治療，大部分的病人還是可以恢復正常排尿。

不要對病人說「不」

「我是那麼的信任你，希望你能幫我治好，可是你現在卻要放棄我！你叫我去找別的醫師，你說，我該去找誰？」

西元二〇〇四年九月，我接到一通來自高雄的電話，打電話的人是我一個姪兒公司裡的員工。他告訴我說，他的太太在高雄的醫院被診斷為尿路感染，膀胱有大量殘尿無法解出來，因此使用間歇性導尿來治療。醫生用盡了各種方法，包括藥物治療以及尿道肉毒桿菌素注射都沒有效，至今已經三年了。

最近，在高雄榮民總醫院的醫師告訴他的太太：「妳如果想自己解小便，唯一的方法，就是要到花蓮慈濟醫院去找郭醫師。」於是他的太太決定到花蓮來找我。

子宮頸癌術後無法排尿

過了一個星期，黃女士出現在我的門診。她雖然已經六十歲，可是打扮入時，非常注重外表。原來她過去曾在外商公司上班，經常需要交際應酬。因此，不管是在家或是出外，總是把自己打扮得乾乾淨淨、漂漂亮亮。她以前使用腹壓解尿，可以解得還不錯，但是現在怎麼用力尿都解不出來，對她造成非常大的困擾，也不敢外出旅遊。她有兩個孩子在外面工作，現在跟七十歲的老公住在高雄，有時候會回去台南的娘家走走，但因為小便發生了問題，外出變得很不方便，因此希望我能夠幫她解決排尿問題。

她要到花蓮時，還特別問了他先生的老闆，郭醫師喜歡吃什麼？於是她給我帶了我最喜歡吃的台南肉粽，我高興的收下了。我跟她說：「妳的問題交給我們來處理，一步一步的不要急，終究會把妳的小便問題治好。」

我詳細問了她的病情才知道，她以前年輕時曾經因為子宮頸癌做過「根除性子宮切除手術」及「骨盆腔淋巴結摘除術」。術後可以用腹壓解小便，但是自己因為膀胱沒有感覺，所以不知道解得是否乾淨。倒是反覆的膀胱發炎，讓她去看醫生，到最後才發現大量的殘尿造成膀胱發炎。經過醫師指導，開始使用間歇性導尿之後，她發炎的情況改善很多，但卻不能自行排尿，有時候膀胱很脹，卻一點都排不出來，因此希望能夠恢復自行排尿，提高她的生活品質。

只能解出百分之三十的尿液

黃女士有糖尿病，兩個孩子都自然生產。在我過去處理婦女排尿障礙的經驗，我發現使用尿道肉毒桿菌素注射，確實可以讓一半的病人自行排尿，但最主要的關鍵點，在於排尿時膀胱頸是否可以打開，如果膀胱頸沒有打開，只在尿道注射肉毒桿菌素是沒有效果的。

我幫黃女士做了錄影尿動力學檢查以及膀胱鏡，確定她的膀胱頸比較緊，使用腹壓無法讓膀胱頸打開。因此，我在她住院的第二天幫她進行了「經尿道膀胱頸切開手術」。這個手術其實非常簡單，我們在病人麻醉下用膀胱鏡直視膀胱頸，在膀胱頸五點到七點的地方切大約一公分的長度，使得膀胱出口呈現漏斗狀，病人膀胱頸打開了，就剩下一個括約肌以及骨盆底的肌肉包圍著尿道。如果她有足夠的腹壓便可以將尿解出來，不過，很重要的是病人的膀胱有沒有感覺，會不會產生尿意。

檢查時，我們發現黃女士的膀胱感覺非常遲鈍，膀胱脹到三百五十毫升，她才稍微有一點尿意；到了五百毫升，會覺得有點脹，但也不會有急尿感。這類膀胱感覺遲鈍的病人，手術後的排尿效果會比較差，因為她無法感覺膀胱裡還有沒有尿，是否已經解乾淨了。

之所以膀胱感覺遲鈍，很可能是因為過去接受「根除性子宮切除手術」之後骨盆腔神經受損所造成。由於沒有感覺，所以她也不知道到底什麼時候該解小便，什麼時候已經解完了。因此，我們在手術後必須要教育她，需要按照時間來排尿，每次解小便時一定要用盡力氣解到最後一滴，才可以停止。

手術後兩天，拔除掉導尿管，黃女士開始練習解小便。當第一次尿液可以解出來時，她非常高興。但檢查發現，每次小便都要使用腹壓，膀胱沒有真正的收縮，而且小便之後，再用超音波檢測她的膀胱內的殘尿，赫然發現還有三百毫升。也就是說，她大約只能解百分之三十，另外有百分之七十的尿還留在膀胱裡面。

其實，雖然不能解乾淨，但她可以在每次脹尿時，就去尿尿。雖然小便次數多一點，膀胱裡還有一些殘尿，但只要按時解小便，倒也還可接受。

還是想要更好的結果

黃女士第一次手術後，很高興的回高雄去了。過了兩個月，她又來到我的門診跟我說：「郭醫師，我還是覺得我的小便次數太多，因為每次小便的量不多，因此希望你能夠再幫我讓尿解得更乾淨一點。」

我再幫她做了一次檢查，發現她在用力時，確實膀胱出口還是沒有辦法很好的張開，雖然使用腹壓可以增強尿流速，但是腹壓能增加的尿流，畢竟比尿道張開所能增加的尿流要來得少。由於她的殘尿還有百分之七十，因此我又幫她做了第二次的膀胱頸切開手術。

這次手術我很小心，因為在做膀胱頸切開手術時，第一次手術後形成的結痂組織有可能沾黏到尿道外圍的筋膜及陰道壁，我們沒有辦法判斷到底有多深。因此，如果切得太深，很可能會出現尿道陰道的瘻管，切口拉得太外面，又可能傷到尿道外括約肌，造成手術後的尿失禁。

女生的尿道只有三到四公分長，直徑只有二點五公分，這樣小的一條尿道，如果在中間放進一個尿道鏡，其實會把尿道撐得相當薄。手術的時候，只要切口過深，就可能會傷到尿道外的組織，甚至產生瘻管，所以這個手術一般醫師是不太敢做的。我們做這項手術已經有十年的經驗，知道什麼地方應該多做一些，什麼地方少做一些，才能使得手術後的效果好，並避免併發症的發生。這一次的手術讓她的排尿情形又往前推進了一步。手術後檢查她解小便的量，已經可以到達百分之五十五，可是還有百分之四十五的尿留在膀胱裡。經過藥物治療三個月，她有了很好的改善。

二〇〇九年六月，她又回到我的門診，希望再做一次手術。我告訴她，其實再繼續手術是很危險的，切了太多，有可能會變成尿失禁，切得太少效果又不好，但有可能會發生一些併發症。她跟我說：「我相信你，相信你的技術，你一定可以把我做得很好的。」

其實黃女士根本不知道手術的風險在哪裡，但為了讓她得到較好的排尿品質，我也硬著頭皮幫她再做了一次手術。這一次，我只是在原來切開的地方外側，再切一個輕微的缺口，讓膀胱頸鬆一點，不太敢由原來的切口往外延伸。手術之後，果真黃女士小便解得更好了，殘尿很少，有時候幾乎不到十毫升，她當然很滿意這樣的手術結果。

但是手術之後過了兩個月，她又回到門診告訴我：「糟糕了，手術之後，現在晚上怎麼會漏尿呢？白天走路、喝水，尿不太會漏，小便也解得很輕鬆，但是到了晚上睡覺時，尿液就會漏出來。」她希望能夠得到解決。

我幫她做了檢查，發現原來她的膀胱適應性不好，也就是說，當她脹尿的時候，膀胱內壓會逐漸上升，這也是根治性子宮頸癌手術之後常有的膀胱後遺症：膀胱變硬，變得較沒有彈性，因此晚上尿多時，膀胱的內壓自然上升。骨盆底肌肉在睡眠時會放鬆，而尿道的括約肌也因為多次的手術較為鬆弛。因此，一旦膀胱內脹尿的壓力超過尿道阻力，尿就會漏出來。有時候一翻身，她就覺得尿整個流出來，因此必須要使用護墊或是穿著紙尿褲才能夠安心的睡覺。

多次手術釀成陰道瘻管

這對她來講，是另一個嚴重的打擊。原來她以為只要能夠解小便，就一切沒事，沒想到現在能夠解小便了，卻變成夜間尿失禁。她感到非常的焦慮，迫切希望問題解決。

我幫她做了膀胱鏡檢查以及錄影尿動力學追蹤，發現確實尿道括約肌比較鬆，她在用力咳嗽時會有尿液漏出來。顯然我們幾次的尿道切開，已經把她的尿道括約肌變得鬆弛，所以在晚上一定會漏尿。

為了解決這個問題，我跟她提出一個建議，也就是在尿道外面放一條尿道下的吊帶。這種手術本來是為一般婦女應力性尿失禁所設計，在尿道下面中間的地方放置一條吊帶，利用吊帶對尿道所增加的阻力，讓尿道在用力時不會打開來，而可以阻擋膀胱上升的內壓，使得尿不失禁。

這個手術其實很簡單，我在花蓮慈濟醫院，少說也做了兩、三百例，經驗非常豐富。不過，因為她曾經做過膀胱頸以及括約肌的切開手術，手術當中很擔心會弄破尿道。我跟她提到手術不是沒有風險，但我會小心的做。然而，不幸的事情還是發生了。雖然我們很小心的從陰道切開，試圖建立尿道下的通道，來放置這條尿道下吊帶。但是小心的切開，小心的剝離，仍然無法避免在切口處戳進尿道裡面，使得尿從陰道的切口流出來，我心裡一驚，怎麼辦才好？小心地將尿道縫合之後，我把吊帶放到尿道下面去，希望能夠改善她的尿失禁。

可是手術後不久，陰道裡還是滲出尿液來。顯然她的尿道周圍，因為過去手術結疤，加上這一次手術的傷害，形成了一個瘻管。這個瘻管存在尿道下的吊帶，就不能不拿出來，否則容易因為吊帶糜爛反而造成反覆性的尿路感染或是更大的陰道瘻管。

這個不幸的手術結果，造成她情緒更加低落。我也只能努力的安慰她，一步一步來做，我們想要追求幸福，當然需要付出一些代價，但是這個過程會有一些坎坷，我們一起努力，一定會把問題解決的。她總是很信任的點點頭，接受我的治療，很少跟我抱怨說：「怎麼會這樣子？」或是說一些讓我聽了不舒服的話。

手術屢敗，建議另尋良醫

再經過幾次小手術，我把她的吊帶移走，並試圖關閉她的陰道尿道瘻管。縱然如此，她的陰道裡面還是不停的滲出尿液來。我放置了導尿管，希望導尿管留置後可以讓傷口癒合，並且囑咐她回家休息一段時間，營養補充好，讓傷口長好之後，我們再來拔掉尿管。

經過一個月，她依約回來住院。我檢查一下傷口，發現還是有一個小小的瘻管存在。拔掉尿管之後，可以看到尿液從這個瘻管汨汨地流出來，心裡覺得很不舒服。但是黃女士並沒有一絲生氣的意思，她總是安慰我說：「你看應該怎麼辦，我就配合你，我們一起努力把事情解決。」後來我再幫她做了兩次陰道尿道瘻管的修補術，但是由於周圍嚴重發炎以及過去手術所形成的疤痕組織，使得傷口的血液循環不好。雖然小心剝離並縫合組織，但依舊無法解決她漏尿的問題。

這樣子反覆做了三次瘻管修補術，雖然漏尿只剩一點點，但她還是會漏尿，平時必須要墊著護墊。雖然可以使用腹壓來解小便，但是平常生活時，尿一點一滴的從陰道裡面流出來，讓她非常的難過。

在最後一次手術完，宣布失敗之後，她很沮喪的問我：「接下去，我們該怎麼辦？」那時我正帶著一群學生查房，並且指導學生如何照護各種各樣的排尿障礙以及尿失禁的病人。到了黃女士的床邊，我聽到她問我這句話時，內心感到非常挫折。

一個外科醫師，最難面對的就是自己手術失敗後所產生的挫折感。每一個醫師都希望，所做的每一個手術都能非常成功，解決病人的問題，得到病人的稱讚，自己也會覺得光榮。但是遇到這種屢戰屢敗，一直在手術後出現瘻管的病人，我實在無計可施，而且有點想要打退堂鼓。

我跟她說：「要不然妳回高雄之後，是不是再去看看哪一個醫師可以幫助妳？」她很不解的看著我說：「你覺得我應該去看哪位醫師呢？」事實上，我也不知道我應該介紹她去看哪個醫師。因為通常只有別的醫師介紹病人來找我，我幾乎不曾介紹過病人去找別的醫師。當時在高雄，確實不容易找到經驗和知識與我並駕齊驅的泌尿科醫師。可是我只能跟她說：「妳就試試看吧！看看運氣好不好，也許那個醫師跟妳八字合了，手感好一點，就可以一次把妳的問題解決。」

不要放棄我

這個時候黃女士低下頭，沉默了大約十秒鐘，病房中的空氣瞬間凝結了起來。接著她慢慢地抬起頭，臉上變得非常的蒼白，神情轉為沮喪，言語中間帶著憤怒。她的眼睛瞪得很大，看著我和學生，慢慢的講出以下的話：「郭醫師，你今天讓我非常失望！這麼多年來，我為了要讓自己小便解得好，在別人介紹下來到花蓮找你，你還是我們老闆的親戚呢！他說你是全台灣排尿障礙治療的權威，除了你之外，沒有人能治好我的排尿困難。前幾次你幫我做了手術，我很感激，手術後的結果也不錯，我只能怪自己要求太完美，才會讓自己一次又一次的手術，終於發生尿道陰道瘻管這樣的併發症。

可是我有怪你嗎？我曾經跟你說過一句你不好，或是責備你做得不夠周詳嗎？我知道自己的身體不好，但是總希望在配合你一次又一次的手術治療之下，最後能夠達到一個很好的結果。我是那麼的信任你，希望你能幫我治好，可是你現在卻要放棄我，叫我去找別的醫師，你說，我該去找誰？

在高雄那麼大的地方，我不認識別的醫師，高雄榮總的醫師介紹我來找你，你現在卻要把我踢回去，你這種態度是對的嗎？你配當一個教授嗎？當你在學生面前教育他們怎麼樣治好病人時，你怎麼可以說你沒有辦法？教授就是要去想辦法，再怎麼樣，你都要想辦法把病人的病治好。你就算治不好我的病，我也不會怪你，但是你絕對不應該在學生面前說要放棄我，叫我去找別的醫師！」

她這一連串的話，重重的打醒了我。我滿臉漲紅，面對這一個病人犀利的言詞，對我嚴厲的指責，實在讓我無地自容。可是我想，她所講的話不對嗎？一個教授不就是應該教導學生，我們凡事要以病人為中心，努力為病人著想，想辦法把她的病治好才對嘛！

當下，我頓然清醒，連忙跟她說：「黃女士，妳實在說得太好了！妳這個教訓，讓我上了一課。在學生面前，我應該稱呼妳一聲老師。是我不對，我自私的想要從治療妳失敗的挫折中逃開，這是非常懦弱的行為。妳放心好了，先回去休息，三個月後，等傷口穩定了，我再來幫妳修補。這一次，我一定努力的幫妳把組織修補好，請放心。」

成功修補瘻管

經過這一次的打擊，我深深的反省了自己，也許過去我們在修補陰道尿道瘻管時過於急躁，以至於組織還沒有長成新的血液循環之前，就匆忙的想要把它補好。其實，用縫線縫好並不代表組織就能夠黏貼穩定，所以應該要等到組織有好的血液循環之後，再做完整的清創，才能夠有效地在一次的手術將瘻管完全補好。

果然在三個月之後，黃女士依約再到花蓮。這一次住院，我檢查之後發現她的瘻管小了很多，周圍的組織也變軟了。我跟她說：「時候到了，這一次修補應該可以成功。」

這一次，我將瘻管周圍做比較寬廣的切除，一直到有血滲出為止，然後在瘻管的周圍組織做較大的剝離，讓縫合時，傷口不要有張力。小心仔細的縫合，但是縫線距離又不能過密，以避免血液循環受到影響。手術之後一個星期拔掉尿管，沒有尿液再漏出來。黃女士非常高興，我也很開心。經過這麼多年的努力，終於讓她的瘻管得到改善。而且這一次的修補，居然也讓她的尿道括約肌增加了一些阻力，所以走動、用力時，完全不會漏尿，而且使用較大的腹壓排尿時，還可以把尿解得非常乾淨。也許是上帝的手幫助了我，在漏尿與不漏尿之間，找到一個平衡點，也讓黃女士堆滿了滿臉的笑容，快樂的回到高雄去。

從她開始接受膀胱頸切開手術，到最後一次成功的修補陰道尿道瘻管，前後總共花了三年的時間。這三年的時間，她來住院十幾次，經過很多次的門診治療。我也從這一次幫她治療的體驗，了解了很多手術技巧的重點，更培養了如何跟病人溝通的技巧。對於每一個病人的病癥，不管我們有沒有能力得到完美的結果，總是要盡力做到最後。除非病人離你而去，要不然醫生不應該跟病人說「不」，不應該拒絕病人，更不應該將病人推給別的醫生。因為我們不只推開了自己的尊嚴，還產生了自私、怕事、不用心的態度。

故事好像到此就圓滿的結束，但是還有另外一個令人高興的終曲，要告訴各位。

「高濃度血小板血清」首創奇效

在二〇一一年三月，黃女士出院之後，日子一直過得非常快樂，平常只要一、兩塊護墊保護著，晚上睡覺時，也不大會有漏尿的情形。我還指導她應該要節制喝水，在外出的時候或是睡前，盡量減少喝水，因為她的膀胱並沒有正常的感覺，所以太脹時，膀胱內壓還是會過高，偶爾會漏尿。

五年之後，突然間我又接到黃女士的電話，心裡想，又發生了什麼事了嗎？原來她又發現最近半年來，漏尿的次數、漏尿的量，有逐漸增加的趨勢。原來婦女經過五年到十年，尿道括約肌都會變鬆一點。就跟我們手腳的肌肉一樣，年紀越大，就越鬆弛，這是老化的現象，但黃女士還是希望能夠改善。我那時跟她說：「有一種注射的方法，也許妳可以嘗試。這種注射可以讓妳的尿道增加一點阻力，不過需要自費，效果也不見得很好。」那個時候，她不太想嘗試這種注射方式，於是我給了她一些女性荷爾蒙塗抹，希望藉由女性荷爾蒙的作用，讓尿道的黏膜肥厚一點，增加尿道的阻力，減少尿失禁。

這樣子又治療了一年，她還是覺得漏尿的情形相當嚴重，每天可能需要用到七到八塊的護墊，晚上睡覺時，漏尿的量增加，必須穿成人紙尿褲才能安心入睡。她不停的回到我的門診，希望我再幫她解決。可是過去尿道下吊帶的慘痛經驗，讓我不敢再嘗試做任何吊帶手術，注射自費的藥物她又負擔不起，怎麼辦呢？

二〇一七年的年底，我正在嘗試使用「高濃度血小板血清」注射在膀胱裡，來治療間質性膀胱炎。間質性膀胱炎是一種膀胱慢性的發炎，一百多年來都沒有很好的藥物可以改善病人的膀胱疼痛，以及頻尿的症狀。我用「高濃度血小板血清」注射在膀胱裡，可以減少膀胱內的發炎，改善膀胱表皮的屏障功能，使得病人減少頻尿及膀胱疼痛的症狀，效果十分良好。

我曾經想過，如果我們把高濃度血小板血清注射到尿道括約肌，是否也可以利用血小板裡面很多種的生長因子，來促進尿道括約肌裡肌肉跟神經的生長，而讓病人的尿失禁得到一點改善？這種治療，通常是在神經沒有受傷的病人，是屬於肌肉鬆弛老化的治療，才會比較有效。對於像黃女士這樣的病人，注射是否有效，我沒有把握。但是因為沒有其他的方法可想，我才勇敢的跟她提出這種建議。

我跟她說，這是一個新的臨床試驗，用的是妳自己的血小板，所以不會產生副作用。如果妳願意嘗試，我就來幫妳注射。其實當時我的打算是，利用這種治療方式，以拖待變，希望能夠讓她慢慢的經過治療失敗後，死了這條心，以後還是在行為治療以及用護墊保護之下過日子就可以了。畢竟，經過那麼多的挫折跟責難，要幫她做根治尿失禁的手術，心理上還是有點擔心的。

於是黃女士又來到我的醫院，每個月一次，我幫她在尿道注射了五毫升她自己的「高濃度血小板血清」。第一次注射後，她沒有感覺。第二次注射後，她告訴我說：「好像有點進步，晚上睡覺時，尿漏得比較少，有時候早上醒來，護墊還是乾著的。」這種情形在過去是從沒有過的現象。第三次注射之後，她打電話告訴我：「郭醫師，我告訴妳一個好消息，注射後兩個星期，我回到家裡，現在一天只要一塊護墊就夠了。有時候一直到晚上洗澡時，護墊都還是乾的。我很高興，這應該是手術成功吧！」

我心裡想，真的有那麼神奇嗎？一個高濃度血小板血清的注射，居然可以讓這樣病人的尿道括約肌重獲生機，真令我不敢想像！於是我建議她繼續做下去，所以她又做了第四次的高濃度血小板血清尿道注射。注射完之後，效果更好了，不但白天不會漏尿，連晚上也很少有漏尿的情形，而且這種治療效果持續到一年以後，都還有效。

永不放棄，創新契機

經過黃女士尿道「高濃度血小板血清」的試驗，開啟了我另外一個臨床試驗。也就是將這種

「高濃度血小板血清」注射到各種手術之後產生尿道括約肌缺損的尿失禁病人的尿道括約肌上面，開啟了另外一扇研究的大門。

黃女士是全世界第一位使用「高濃度血小板血清」治療尿失禁的病人，而這個研究之所以能夠成功，完全在於黃女士鍥而不捨的尋求治療尿失禁的方法。而我也在跌跌撞撞中，利用僅有的知識，把一個可能有效的治療方式，用在她的身上。

回想當初，如果我真的不幫她治療陰道尿道瘻管，她的尿失禁就不能夠解決。五年之後，她也不會因為再度的尿失禁，而接受到高濃度血小板血清的治療。沒有這段因緣，可能到現在，我們都還不知道高濃度血小板血清，確實是可以治療應力性尿失禁的一種好方法。

這個故事給了我更深一層的啟發。當你不放棄病人，永遠為別人著想，希望讓病人能夠得到更好的治療結果時，其實老天爺還是會照顧著你，讓你有新的契機，得到更好的研究成果。

泌尿小學堂

婦女膀胱無收縮力的治療方法

膀胱無收縮力是因為有一些婦女在子宮頸癌手術之後周邊神經病變，膀胱變得沒有收縮力，必須要使用腹壓來排尿。但是隨著年紀逐漸變大，腹肌收縮力不足，殘尿就會愈來愈多。最後因為殘尿多，導致尿路感染，才發現原來病人尿排得不乾淨，必須要使用間歇性導尿治療。

治療方式

因為並沒有很好的藥物能夠增加膀胱的收縮力，所以我們通常從減少膀胱出口阻力來治療，包括膀胱頸切開，以及尿道括約肌肉毒桿菌素注射。本文中，黃女士希望能夠解得更乾淨一點，因此接受了多次的經尿道膀胱頸切開術。但因為多次的手術，使得膀胱頸與陰道壁之間變得非常薄，而在後續的尿失禁手術時，產生尿道陰道的瘻管。經過多次修補之後，終於讓病人不再有尿失禁，而可以使用腹壓來排尿。

但隨著年齡老化，過了十五年之後，尿道肌肉逐漸鬆弛，這時尿失禁又變得比較嚴重。最近我們使用尿道括約肌內注射高濃度血小板血清，利用血小板內的生長因子，促進尿道括約肌的肌肉與神經的生長。經過多次的注射之後，改善了尿道的阻力，因此使得病人減少尿失禁的痛苦。這種新型的治療，目前還在實驗階段，其中大約七成的病人確實可以改善尿失禁，得到正面的治療效果。

精準診斷救膀胱

秀芸輾轉在泌尿科、婦產科以及身心醫學科就診，八年了卻依舊無法自行排尿。終於她在臉書上看到慈濟泌尿科健康講座，彷彿曙光乍現，便決心到花蓮就醫。

西元二〇一七年四月，我在Facebook臉書上建立了「慈濟泌尿科健康講座」社團，利用每個星期三下午門診前的十分鐘在臉書做現場直播，跟民眾講述一些常見的泌尿科疾病。尤其是在排尿障礙方面，我們更加仔細的說明各種類型的排尿障礙。臉書直播的好處，就是可以經由臉書上的好友將正確的醫療知識傳遞出去，也可以讓一些民眾在求助無門時，找到正確的醫師治療。

兩年多來，民眾健康講座從不間斷，至今已超過一百三十場，也獲得相當好的評價。二〇一九年四月，我在花蓮慈濟醫院門診時，來了一位病人。她叫秀芸，是一個三十五歲的婦女，家住南投、已婚、有兩個孩子。坐下來之後，她娓娓道來她的病情。原來秀芸在二十七歲那年，生過兩個小孩之後，就開始出現急性膀胱發炎，每年會發作三、四次，每次發炎，膀胱都會疼痛個三、五天，但在附近的診所拿抗生素吃後，病就會好了，而且排尿一切正常，但只要膀胱發炎起來，她就會覺得下腹相當疼痛，而且有嚴重排尿困難。

終於有一次，她因為膀胱發炎導致下腹疼痛，吃了藥但沒有改善，便到附近的大型醫院掛急診。急診時，醫師發現她的膀胱脹滿了尿，將尿液導出來之後，發現膀胱裡有超過一千兩百毫升的殘尿，而且尿中帶有許多細菌及白血球，顯示她的膀胱發炎十分嚴重。她在醫院住院並留置導尿管，治療了五天之後，醫師幫她拔掉導尿管，沒想到竟然完全不能排尿。當地的醫師也覺得很奇怪，通常只見到男性病人無法排尿，很少看到女性病人有大量殘尿，而且不能排尿。

遍尋醫師治療未果，孤身遠赴花蓮

秀芸過去並沒有任何神經性的疾病，也未曾因為子宮開刀，或是罹患神經發炎的疾病。但是不管怎麼治療，她就是無法排尿。因此醫師便建議她學習自行導尿，每天導尿五至六次，導尿的量不要超過五百毫升，然後給她一些藥物放鬆尿道。然而治療了三、四個月後，情況依舊沒有改善，而她也就這樣子，繼續導尿下去。

秀芸告訴我，膀胱脹尿時，她還是有感覺的。只是不像以前尿急的感覺，而且如果試著解小便，有時只能解出一滴尿，用腹壓幫助排尿也解不出來，但導出來的尿總是有四、五百毫升那麼多。因為在臉書上看到朋友轉傳給她「慈濟泌尿科健康講座」的內容，她才知道婦女也會有排尿困難，而且原因可能相當複雜，所以下定決心到花蓮來找我治療。

我注意到秀芸自己一個人帶著行李，便問她說：「先生怎麼沒有陪妳一起來呢？」秀芸苦笑的說：「其實這些年來，先生一直陪著我到處求醫。」因為秀芸家住南投，那裡並沒有醫學中心，或是比較有經驗的泌尿科醫師可以諮詢。因此，先生就帶她到台中、高雄，也到了台北，找了好幾家醫院的婦產科，以及泌尿科求診。有些地方的醫師幫她做了尿路動力學檢查，發現膀胱並沒有正常的收縮。醫師便搖搖頭說：「看起來還是有神經病變，妳還是去看神經科好了。」有些醫師在做完泌尿科的檢查，找不出病因之後，甚至問她說：「妳有沒有可能有憂鬱症？要不要去看身心醫學科，例如『歇斯底里症候群』就可能會造成年輕婦女無法排尿。」

秀芸輾轉在泌尿科、婦產科以及身心醫學科的門診治療，但都無法改善她排尿的症狀。這一次她跟先生說：「我看到『慈濟泌尿科健康講座』臉書直播的內容，很想去花蓮治療。」先生搖搖頭說：「應該沒用，台北、高雄、台中那麼大的醫院都看過了，花蓮哪裡可以找到適合的醫生幫妳治療呢？」因此，先生告訴她：「妳先去好了，我在家裡帶孩子，如果妳有進展，再告訴我，我會馬上過去陪妳。」於是，秀芸一個人孤單的從南投坐火車到了花蓮。

病因撲朔迷離

其實，秀芸並不是我見過第一個有慢性尿滯留的婦女。過去我們在治療婦女的排尿障礙上，有相當多的經驗。婦女排尿障礙有時是因為心因性的因素，有時是因為神經病變所造成，有些則是在急性帶狀疱疹發作之後產生，這些都很容易從過去的病史以及理學檢查上看到原因。不過，秀芸這些檢查都完全正常，因此我便把她的病因轉向膀胱出口阻塞。婦女的膀胱出口阻塞，其實並不少見，但是除非醫院有錄影尿動力學的設備，否則不容易偵測出膀胱出口到底是哪裡阻塞。

膀胱是一個裝尿的容器，平時膀胱頸、尿道括約肌以及骨盆底肌肉都會變緊，目的是為了要防止尿液外漏，等到膀胱要解小便時，從膀胱傳出來強烈要收縮的傳入神經，便會通知大腦，中腦負責支配尿道外括約肌的神經核，會產生放鬆的訊息，往下傳達到脊髓，以及尿道括約肌和骨盆底肌肉。當肌肉開始放鬆，膀胱的收縮也就開始了。

此外，胸髓及腰髓部分的交感神經核，則具有抑制及協調膀胱收縮的作用。平常在儲尿時，交感神經處於緊張的狀態，膀胱則處在放鬆的情況，當膀胱逐漸脹尿時，交感神經也會變得緊張起來。直到排尿開始時，交感神經也需要放鬆，膀胱頸才會打開，讓尿液通暢的流出來。

膀胱頸以及尿道括約肌都是負責排尿最重要的開關。如果這些開關打不開，膀胱再怎麼用力，也無法產生收縮。除非神經性病變，這些地方才會自動收縮，導致逼尿肌反射亢進型的排尿。不過，這種排尿通常是有明顯的神經病變才會產生，像秀芸這種神經學完全正常的人，確實難以想像，為什麼會在急性發炎之後無法排尿。

我幫秀芸做了一些泌尿學檢查，腎臟超音波顯示，腎臟很正常。膀胱超音波則發現膀胱非常的厚，在脹尿時，膀胱幾乎有一公分的厚度，比正常人厚了一倍，而且膀胱底部顯示出較高的底部凸出。住院第二天，我幫她做了錄影尿動力學檢查。

我注意到秀芸的膀胱跟正常人一樣，是有感覺的。她在大約一百毫升時開始有尿意感；到了三百五十毫升的時候，會覺得膀胱脹；到了五百毫升的時候，會覺得很脹。這時膀胱的壓力也比較高，顯示膀胱已經有長期慢性發炎以及纖維化的現象。但是嘗試讓她排尿時，秀芸的膀胱無法正常收縮，尿道外括約肌也不能放鬆。膀胱頸緊閉著，看不出有膀胱出口張開的現象。

基於這樣的觀察，我向秀芸提議先將膀胱頸切開。因為膀胱頸是由交感神經負責的器官，膀胱頸緊閉的結果，很可能會使膀胱無法收縮。我們將膀胱頸切開，可以增加自行排尿的機會，如果膀胱還是不能正常收縮，使用腹壓也會比較容易將尿液解出來。

膀胱反覆發炎，交感神經過度緊張

當天下午，我幫她在麻醉下做了「經尿道膀胱頸切開手術」。這個手術很簡單，只要在五點與七點的膀胱頸位置，做大約一公分長的切口，切斷膀胱頸這一圈的肌肉。手術後兩天，我們將導尿管拔掉，然後讓秀芸大量的喝水，期待秀芸可以正常排尿。

中午我到病房探視秀芸排尿的狀態，她笑著告訴我說：「郭醫師，我會小便了！剛剛覺得尿脹，我去檢查室坐在馬桶上，尿解得非常好，排尿的聲音很大聲，我真的太高興了！」

我看了一下她的排尿圖形，真的耶！最大尿流速居然高達四十毫升/每秒，解了三百五十毫升，殘尿不到十毫升。數據顯示秀芸的膀胱收縮力是正常的，而且可以持續的收縮，並沒有因為長期無法排尿，而影響到收縮的能力。

我告訴她：「這就對了！所以妳的問題是在於交感神經過於緊張，可能是因為八年前反覆的膀胱發炎，讓膀胱處在慢性發炎的狀況，加上時常急性發炎，逐年刺激膀胱神經，導致膀胱傳出的神經活性太強，交感神經為了要抑制膀胱的收縮，進而造成膀胱頸和尿道括約肌緊閉。時間一久，交感神經也慢慢的抑制了逼尿肌的收縮。所以在檢查時，妳的膀胱呈現沒有收縮的狀態，其實是被抑制住了。就像開車時，手煞車緊拉著，這時候怎麼踩油門，車子都不能動，只有將手煞車放開，車子才能夠開動。」

秀芸聽了非常的高興，不過因為住在南投，她很擔心回去之後又有什麼變化，因此留在醫院多住了兩天。這兩天裡每次小便都解得很好，殘尿也不多，檢查尿液也很清澈，沒有感染。第二天我到病房去巡房時，看到秀芸的先生來了。

秀芸的先生很年輕，看起來也敦厚老實，他跟我鞠躬道謝，告訴我說：「我本來以為在花蓮不會有什麼進展，沒想到，郭醫師你居然可以讓秀芸恢復正常的排尿，我們夫妻倆真的是太感謝你了！」我告訴秀芸的先生：「你不要小看花蓮喔！花蓮這邊可是臥虎藏龍，像我們慈濟醫院泌尿科，就是全亞洲排尿障礙的權威中心。你繞了一大圈，居然不知道要治療秀芸的醫生住在與南投直線距離最近的花蓮。」

多管齊下的治療

為了了解秀芸的膀胱功能在手術後的變化，她出院的那一天，我又幫她做了一次錄影尿動力學檢查。這一次檢查讓我非常驚訝！秀芸的膀胱內壓又降低了不少，膀胱容量也很好。但是在排尿時，膀胱收縮壓力依然很高，因為膀胱頸雖然打開，但是尿道外括約肌仍然緊閉著。因此我告訴秀芸說：「妳這個問題還是要注意，因為妳的括約肌相當緊張，所以還是需要藥物治療。如果回去之後還有排尿困難的情形，還是要定時的導尿，避免膀胱裡面殘尿太多，如果膀胱再度發炎，括約肌又會變緊。」

雖然，「功能性泌尿學」在最近二十年有相當大的進展，但是我們對於排尿的機制還是沒有很清楚的了解。很多研究結果來自動物實驗，並不能完全套用在人身上。例如婦女的膀胱出口，除了膀胱頸是由膀胱的肌肉延伸，形成一圈括約肌之外，尿道延伸下來的平滑肌、尿道外面的橫紋肌以及骨盆底肌肉，都是造成膀胱出口阻塞的可能原因。而這些器官都同樣由交感神經支配。所以當我們切開膀胱頸，理論上已經破壞了部分的交感神經反射弧，應該能解除逼尿肌收縮被抑制的情形。

但是尿道外括約肌，還是扮演著重要的角色。膀胱頸剛切開時，因為放置導尿管的關係，可能尿道括約肌也會較鬆，但經過一段時間後，也有可能會變緊起來。雖然如此，秀芸還是很高興的回家，因為她已經八年多從來沒有自己正常的排尿。能夠自己排尿，對她而言，就已經是不可思議的事情了！

因為南投距離花蓮較遠，因此我建議秀芸，以後每個月都要到台北新店慈濟醫院來找我複診。第一個月回來時，她的小便還很正常，尿流速很好，殘尿也很少。但兩個月後，秀芸回診時告訴我：「最近我的尿流速好像變慢了，而且變得比較頻尿。」

我幫她做了檢查，發現她的尿流速真的少到只有六點四毫升/每秒、排尿量只有一百五十毫升、殘尿量也只有一百毫升。我告訴她說：「檢查的結果顯示，妳的尿道括約肌真的變緊了，雖然膀胱頸可能是張開的，但是尿道括約肌還是另外一個重要的關卡。如果不讓它放鬆，很可能妳的殘尿又會慢慢的增加，回到原來尿滯留的情形。」因此，我建議秀芸在尿道注射肉毒桿菌素，利用肉毒桿菌素的作用強迫尿道括約肌放鬆，改善排尿狀況。

秀芸又回到花蓮住院，我在麻醉下幫她注射了一百單位肉毒桿菌素在她的尿道外括約肌上，並放置導尿管。第二天拔掉導尿管後，她解得非常好，尿流速有三十五毫升/每秒、排尿量三百毫升、殘尿量也只有三十毫升。我覺得除了肉毒桿菌素，尿道擴張對秀芸也有幫助，因此建議除了肉毒桿菌素的作用以及藥物的治療之外，最好每天自行導尿一、兩次，一方面讓尿道擴張，另一方面也可以將膀胱裡的殘尿導乾淨，以避免發生反覆性的膀胱發炎。

使用尿道擴張來治療尿道括約肌放鬆不良，是有文獻記載的。過去很多排尿困難的婦女可能因為膀胱鏡擴張，或是使用尿道擴張的治療，讓症狀得到改善。這種治療的機轉並不是很清楚，不過尿道擴張可以讓肌肉得到伸展性的刺激，進而改善肌肉的張力，在一般的肢體物理治療上，是有理論根據的。只不過尿道擴張必須經常施行，才能讓尿道肌肉產生一定的放鬆效果。如果太久沒做，尿道肌肉又會緊縮起來，可能又會變成膀胱出口阻塞。

經過幾個月治療後，秀芸的排尿速度逐漸趨於穩定。排尿量雖然不少，但是殘尿量有二百毫升左右，顯示她的尿道括約肌還不能得到充分的放鬆。我建議秀芸定期的注射尿道肉毒桿菌素，再加上定時自行導尿，期待她的尿道能夠逐漸放鬆，不再緊縮。

期盼能完全治癒

秀芸的排尿困難，屬於典型的「功能障礙型排尿」。這種功能障礙型排尿的原因不明，有很多原因被學者列舉出來：可能是小時候經常憋尿，也有可能是因為反覆的膀胱發炎導致肌肉神經的調控失靈，因此尿道肌肉持續緊張。

為了要治療這種功能障礙型排尿，我們可以使用肉毒桿菌素注射，也可以使用神經調控的方式，經由傳入神經的刺激促進尿道括約肌神經放鬆。不過，像秀芸這種合併膀胱頸功能失調，以及尿道外括約肌功能障礙型排尿的病例，還是比較少見。

雖然我們還無法讓秀芸維持完全通暢的排尿情況，但是對於已經八年不能自行排尿的秀芸來說，她已經很滿足了。現在的她只要輔以定時的自行導尿，就可以像正常人般，排尿輕鬆自如。

經由秀芸的個案，我們也學到很多，也衷心的希望，未來她的病情可以逐漸的好轉，終至不需要來找醫生治療。

泌尿
小學堂

功能障礙型排尿導致膀胱無收縮力

「功能障礙型排尿」的發生原因至今仍然不明。醫學研究顯示，這類病人應該是在神經調控上出了問題，最常見的是慢性發炎所產生的神經調控紊亂，使得排尿時膀胱出口無法有效的放鬆，包括膀胱頸以及尿道外括約肌。再經由較為緊張的膀胱頸以及尿道外括約肌的交感神經興奮，使得膀胱的收縮力逐漸受到抑制，變得無法收縮自如。

治療方式

本文中的秀芸八年無法排尿，因為檢查都是膀胱無收縮力，因此被建議採用間歇性導尿來處理她的排尿障礙問題。然而，因為她仍然有膀胱脹尿的感覺，所以雖然錄影尿動力學檢查發現膀胱底部緊閉，膀胱也沒有收縮力，但是她的運動神經應該依舊正常。做完膀胱頸切開術之後，可以阻斷交感神經的神經迴路，使膀胱的收縮力得以恢復。但是尿道外括約肌緊張的狀態，仍然需要使用毒桿菌素注射來加以治療。

肉毒桿菌素治療有一定的期限，當藥效逐漸減少時，膀胱出口的阻力又逐漸增加，病人又會開始無法排尿，所以必須定期注射。未來對於這種病人，可能需要使用神經調控的電刺激治療，才有辦法維持尿道外括約肌放鬆，膀胱也持續正常收縮和排尿。對於這種類型的排尿障礙來說，精準的診斷是非常重要的。

因果循環、正面迴向

陳老師的夫人在年輕時所做的善舉幫助了別人，最後也幫助了自己；而我，只不過做了一個好醫師該做的事。單純的心交織成一段美好的故事，真的很感動。

排尿這個問題看似簡單，一般沒有生病的人，可能不覺得排尿困難是多麼痛苦的一件事！然而事實上，男性到了四十歲以後，有一部分的人會出現頻尿、夜尿、急尿、排尿困難、尿不乾淨的問題，這時，一般民眾，甚至一般的醫生，都會認為是攝護腺肥大的前兆，因此只要攝護腺不大，大多歸根於膀胱比較敏感。

其實，排尿的問題比我們想像的還要更複雜。排尿，除了需要膀胱正常收縮、尿道能放鬆，讓尿液強而有力地排出來之外，還受到中樞神經，例如大腦、小腦、基底核等控制。除此之外，我們也必須有一條健全的脊髓，傳遞大腦的指令及神經反射，才能正常排尿，讓想尿尿時尿尿，而在不想尿尿時，尿不會漏出來。

男人即使攝護腺不大，也有可能罹患排尿困難。有些年輕人是會因為膀胱頸功能失調，中年人則有可能因為尿道外括約肌過於緊張，造成小便時無法有效的放鬆。雖然老年人攝護腺肥大是常見的事，但是當攝護腺沒有肥大時，也可能會有類似攝護腺肥大的症狀，例如急性神經發炎。所以針對中年人的排尿障礙，無論是檢查還是治療，都需要特別的小心。

從二〇一七年四月開始，我在「慈濟醫院泌尿科健康講座」使用Facebook臉書直播，利用每個星期三中午十五分鐘的時間，為在場候診的民眾進行衛教，並公開直播分享。我發現，利用臉書直播衛教知識，對於民眾教育的深度跟廣度，會比在外面舉辦演講會來得有效多了。

故事就是從這裡開始的。

尿滯留插尿管，疼痛宛如十大酷刑

陳老師在二〇一七年十月某天突然無法排尿，他急忙到附近一家大學醫院急診，發現膀胱脹尿超過一千毫升。經過檢查後發現兩側腎臟水腫，尿毒升高，只好趕緊留置導尿管引流尿液。因為他還年輕，攝護腺也不大，只有發現膀胱收縮力變差，所以一度被診斷為神經炎，但是卻一直查不出病因。陳老師三個月無法自行排尿，必須要留置導尿管，經常性的膀胱痙攣，讓他深感痛苦與折磨。留置導尿管會造成尿路感染，也會發燒疼痛，這些波折使得一家人身心極為痛苦。陳老師的夫人十分無助，只能期望奇蹟出現。

當一個人發生急性尿滯留而無法排尿時，是相當痛苦的一件事！因為膀胱脹滿了尿，膀胱壓力非常高，整個下腹部繃得像是快要爆炸一樣，想要尿卻無法排出來，好像水管被堵住了一般，甚至可能因此血壓上升、心跳加快，發生中風或是急性心肌梗塞等併發症。

通常醫生會緊急的放置一條導尿管，從尿道口伸到膀胱裡。導尿管必須要先用潤滑劑潤滑，否則經過尿道括約肌時會非常的痛。從尿道裡面伸入異物，在中國古代時，曾作為十大酷刑之一，可見非常痛苦。

我們都曾經因為找不到廁所等狀況有過尿急、無法解尿的痛苦，但是一旦把尿解出來，每個人都能舒服的閉上眼睛，享受尿液暢流的快感。然而陳老師卻突然失去這樣平常的喜悅。在留置導尿管並經過幾天藥物治療後，醫生拔掉尿管，陳老師再度尿不出來。一再無法排尿，讓陳老師十分焦慮、不安，而且反覆放置導尿管所造成的尿道疼痛、出血，更是難以負荷。

經過檢查後發現他的膀胱收縮力不好，反覆拔掉尿管也無法解決排尿的問題，因此台南的醫生建議他說：「是不是考慮自行導尿？」陳老師試了幾次，可是每當導尿管放進尿道裡，經過尿道括約肌轉彎處所產生的刺痛感，就好像用一支刀子插進肉裡一般，實在無法忍受。經過幾次練習，他還是無法習慣這種劇烈的疼痛，因此無法自行導尿，只能持續留置尿管。然而留置尿管導致後續的尿路感染，又讓他疼痛萬分，因為尿路感染時會使得膀胱十分敏感，一直有尿意卻又解不出來，加上還會感到膀胱酸痛、尿道疼痛，陳老師更是苦不堪言。

這樣子反覆折磨了三個月，陳老師經常想到這一段回憶就紅著眼睛，哽咽的說不出話來。不只是陳老師一個人受苦，他的太太和兩個女兒，看見爸爸如此辛苦的過日子，也在旁邊偷偷掉眼淚。陳老師的老父親還有他姐姐，也知道這個孩子、這個弟弟的痛苦，可是他們無能為力，只能默默的為他祝福。雖然找遍了台南的大醫院，醫生經過檢查後，總是告訴他說：「再等一陣子吧！也許時間到了就會改善，但是現在還是先把尿液導出來，而且控制尿路感染最為重要。」

從臉書直播尋見醫病轉機

二〇一七年十月發病後過了五個月，病況依然沒有起色，陳老師自覺膀胱脹尿時會有感覺，可是因為導尿管放在尿道裡，又不能自行解尿。有時半夜醒來，他會坐在床頭嘆息，心裡想著：「難道我的人生就要這樣子過下去了嗎？接下去會有什麼樣的變化？誰能夠來救我呢？」

陳老師是一個非常善良老實的人，對學生很好，教學也非常的認真，是學校的模範老師，也是學生眼中的好老師。他一直覺得這個病來得非常突然，一開始只是發燒不舒服，也沒有下半身麻痺或是什麼奇怪的神經學症狀，可是卻突然間無法小便。經過群醫會診，也查不出什麼問題，尤其是他的攝護腺又不大，不像一般男人因為攝護腺肥大可以使用手術解決。醫師總是跟他說：

「因為你的攝護腺不大，不像是膀胱出口阻塞，所以應該是神經性膀胱。慢慢的治療，也許有恢復的一天。」

在一個偶然的機會，陳太太在臉書上瞥見了我們的「慈濟醫院泌尿科健康講座」，也看到我講的「男性排尿障礙的診斷與治療」。她抱著一絲希望，用訊息聯絡我，請教陳老師的病是否有治療的機會。我當時正在丹麥參加「歐洲泌尿科醫學會」，所以請他們等我回國後再來就診。陳老師得知後迫不及待，等我一回國，就直接到花蓮來住院。第二天，我安排了錄影尿動力學檢查，發現他的問題根本只是膀胱頸功能失調。住院後第三天，我幫他進行了內視鏡膀胱頸切開術。這是一個很簡單的小手術，如果是膀胱頸阻塞的病人，手術後會立刻恢復正常排尿，但如果是功能性膀胱頸失調，就不一定每個人都會有滿意的結果。

對症治療，終得好消息

根據我過去的研究，男性下尿路症狀真正源自於攝護腺肥大的，只占三分之一，其他的三分之二，常常是膀胱收縮力不足、膀胱過動，或是其他原因所造成的。常見的一些神經性病變，例如腦中風、巴金森氏症，或是脊髓神經發炎，都會造成神經傳導不良，或是膀胱頸過度緊張，進而造成無法排尿，所以不能用「有沒有攝護腺肥大」來判斷所有的排尿問題。當男人有排尿障礙時，必須要仔細的檢查，再根據檢查結果，給予正確的藥物或是手術治療，才能夠解決。錯誤的治療方向，往往造成病人相當程度的困擾。有時候，不正確的診斷，反而會導致沒有必要的攝護腺手術，或是造成尿失禁、反覆感染、或是尿道狹窄等後遺症。

為陳老師進行膀胱頸切開時，我注意到他的膀胱頸相當高，尿道括約肌通往膀胱的路徑就像向上爬坡一樣，有別於一般攝護腺肥大的人，兩邊比較腫大的攝護腺往中間靠攏，使得尿道狹窄。因為膀胱頸的位置非常高，他的膀胱交感神經張力也很高，才會導致膀胱頸在排尿時無法放鬆，造成急性的尿滯留。

其實，陳老師的急性尿滯留應該來自於脊髓神經性發炎，導致膀胱暫時無法收縮，而神經性發炎更可能導致交感神經興奮過度，而使得膀胱頸無法放鬆，終致膀胱逼尿肌的收縮力不足。只要把膀胱頸或是攝護腺的尿道切開，鬆開了膀胱出口，減少交感神經的反射弧往內傳的張力，便會放鬆膀胱收縮的抑制力。膀胱收縮的力量恢復後，就可以自然的排尿。

手術時，我們使用經尿道切除器，從尿道進入膀胱頸，然後用一支電極針，在膀胱頸五點及七點的位置慢慢地往外切開。膀胱頸切開之後，整個膀胱出口就放鬆了，膀胱與尿道之間的阻塞也得到解除。手術時間大概只要十分鐘，充分的止血之後，留置導尿管兩天再拔掉，病人就可以自然排尿。如果小便暫時不夠順利，還可以使用間歇性導尿輔佐，讓尿液定時排出。

這種手術經常用於較為年輕，攝護腺也不大的排尿困難男性病人。因為他們的問題並不是攝護腺肥大，而是來自於膀胱頸張力過高所產生的膀胱出口阻塞，所以我們稱之為「膀胱頸功能失調」。有些醫師經常會認為攝護腺不大，就沒有膀胱出口阻塞的問題，殊不知很多膀胱出口的功能性障礙，也會造成功能性的阻塞，而不是解剖性阻塞。所以「經尿道膀胱頸切開手術」是一種功能性的手術，而不是解剖性的手術。這倒是老一輩的醫生沒有教，而年輕一輩的醫師在沒有進行錄影尿動力學檢查時，無法得知的排尿祕密。

手術後兩天，拔掉導尿管，一家人在焦慮中期待著好結果。終於，陳老師自行解出了六個多月來的第一次小便。當陳太太把這個好消息傳回家，陳老師的父親當場淚崩，全家人三個多月來緊繃的神經也終於得到解放，心酸與感動的淚水再也止不住地從兩夫妻眼睛裡流個不停。

愛的初發心讓我們相遇

陳老師痊癒後一個月，我在臉書訊息裡才知道，原來陳老師夫人與慈濟醫院曾有一段感人的因緣。

她在訊息裡這樣寫著：「郭醫師您好，我先生術後目前都還好。要不是遇到醫師您，我實在不敢想像後果，真的非常謝謝您。三月二十一日，第一次坐上飛花蓮飛機時，我的感覺很奇怪，心裡明明很平靜，卻又五味雜陳。我從來沒有想過第一次去花蓮慈濟醫院，竟然是帶著先生去看診，而且還遇到您這麼好的醫生，想來真是滿心感激。

我在大學時知道證嚴法師，畢業後就去參觀花蓮慈濟功德會。當初師父要蓋醫院，回到台南後，我就打電話跟師父說想繳功德費。但因為自己的收入不多，那時就跟幾個學生存了兩年的錢，捐了兩張病床。這件事直到如今已經三十年了，當初完全沒有任何想法，至今也沒有見過證嚴法師本人。在慈濟醫院看到您對患者的關心，以及幫助素昧生平的我，以您在醫界如此崇高的地位，做到了完全放下，真的很感動。由於我的爸媽弟妹都在醫院離世，一度讓我很害怕醫院，但是這次因醫師您，我好像變得比較勇敢了，醫院對我也有了不同的意義。」

我回應她說：「這就是迴向吧！當初妳施行善舉不求回報，但是冥冥之中，這個善念依然回報於妳的親人。我只不過是盡一個好醫師應該做的本分。有緣幫助你們，我也很高興。」

這真是難得的醫療因緣。因為我們認真的做臨床研究，所以才能夠透徹地瞭解排尿障礙的致病機轉，又因為想要傳播醫學常識，在臉書開啟直播，才能透過訊息的互聯讓醫師病人在空中相遇，讓陳老師的病痛得以順利解決。這一切似乎是巧合，背後卻有著一個別無所求、充滿愛的初發心。陳老師的夫人在年輕時所做的善舉幫助了別人，最後也幫助了自己；而我，只不過做了一個好醫師該做的事。單純的心交織成一段美好的故事，真的很感動。

泌尿小學堂

男性膀胱頸功能失調

一般醫師對於中年以上男性病人的排尿困難，都認為是攝護腺肥大所致，如果病人的攝護腺不大，就會被當作是神經性膀胱所導致的排尿障礙。事實上，除了攝護腺肥大之外，膀胱頸功能失調、尿道外括約肌放鬆不良，甚至是尿道阻塞，以及膀胱逼尿肌收縮力低下，都是造成男性排尿障礙的常見原因。真正來自於攝護腺肥大的排尿障礙，大概只占三分之一。

治療方式

本文中的病人因為急性的脊髓炎，導致膀胱無法收縮、過脹，進而產生尿失禁。經過檢查發現，他的膀胱沒有收縮力，而且因為他的攝護腺較小，也被當作是神經性膀胱，所以被教導使用間歇性自行導尿來解決問題，期待他的膀胱功能逐漸恢復。但實際檢查，我們卻發現他的膀胱是有收縮力的，只是排尿時膀胱頸緊閉且無法放鬆。在這種情形下，只要使用內視鏡手術切開膀胱頸，就可以破壞交感神經的神經迴路，減低膀胱的抑制作用，手術後，就可以恢復正常的排尿。

一般來說，急性的脊髓炎往往是病毒感染，通常在兩週到一個月之後就會逐漸改善。只要有耐心治療，並且使用錄影尿動力學詳細的檢查，通常很快就能找出問題，然後加以解決。

有些年輕的男性病人，也會因為膀胱頸功能失調，或是尿道外括約肌放鬆不良而導致排尿障礙。這種病人最怕被當作是攝護腺肥大而施加手術。因為手術對他們來講是沒有必要的，只要適當的使用藥物，或是簡單的膀胱頸切開手術，就可以達到恢復正常排尿的目的。

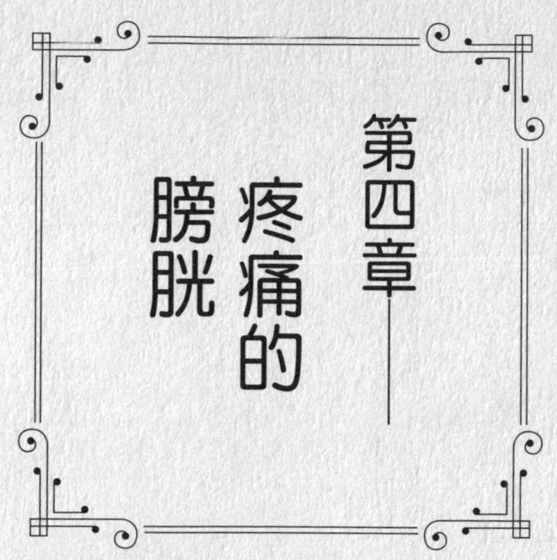

第四章 疼痛的膀胱

親愛的主任：

謝謝您一直沒有放棄對我的治療，
無論是在身体或是心理，
即使我常常犯錯
您還是一再給我機會，
即使我不夠堅強，
您還願意鼓勵我
這段時間，我找回好久沒有的清醒和笑容，
也了解有多少人支持我
我更不能放棄自己
真的很謝謝您，
是您讓我重生
我會繼續努力下去。

暗夜啜泣的膀胱

有時她容光煥發、病況穩定，一問之下原來是小孩子考上了高中；
下一次回診時抱著下腹疼痛得不得了，結果是跟男友吵架了。
原來令病人疼痛的不僅是膀胱發炎，還有生命的孤獨和壓力。

以下主要病因都是心因性問題，導致病情加劇，或病症無中生有。

西元二〇〇七年十一月，有一位年輕的婦女走進我的診間。她手抱著下腹部，臉上充滿了痛苦的表情，坐下來之後告訴我說：「我的膀胱一直在痛，非常的頻尿，每天晚上要起床三、四次，尿卻只有一點點，小便非常困難。」

她的名字叫做美珠，在過去六個月以來，膀胱的疼痛感無法消除，在外面看了許多開業醫師，有些有驗尿，有些沒有驗尿，可是都把她當作是急性細菌性膀胱發炎來治療，吃了藥還是沒有改善。最後在朋友的介紹下，她來到了我的門診。

她來找我時剛剛和先生離婚不久，她自己帶著兩個小孩生活。美珠是一個美髮師，從十八歲起就在美容院工作，幫人家剪頭髮、做頭髮，常常一站就要兩、三個小時。有時候尿急，也不方便去上廁所，就讓它憋著。慢慢的，她覺得自己頻尿次數越來越多，有時明明覺得膀胱裡脹滿了尿，可是坐上馬桶卻一點都尿不出來，只好用肚子的力量去擠尿，勉強擠出一、兩滴才覺得舒服一點，可是膀胱的疼痛感仍然無法消除。我幫她安排尿液檢查，做了細菌培養，都呈現陰性，代表並未受到感染。根據她的症狀描述，我判斷美珠得到的可能是稱為「慢性間質性膀胱炎」的棘手疾病。

苦不堪言的謎樣疾病

慢性間質性膀胱炎到現在還是一個謎。從一百多年前，醫師發現一種經常出現在婦女身上的膀胱疼痛，在膀胱鏡下檢查，會出現不正常的出血點或是潰瘍，可是驗尿並沒有感染，或是白血球增加，而且使用任何藥物治療都沒有太大效果。雖然有時治療後症狀會緩解，可是一旦發作起來，又會痛得不得了！

一百多年來，泌尿科醫師、婦產科醫師，一直想要破解這個疾病的祕密，可是卻徒勞無功。從組織學來看，間質性膀胱炎並不是細菌性的急性發炎，而是一種不明原因的膀胱慢性發炎；有些自體免疫疾病的人，也會有這樣的發炎。研究發現，這是膀胱表皮破損不健康，造成尿液刺激到膀胱裡的神經，所產生的發炎。但是膀胱表皮為什麼會破損，則不得而知。

這種疾病好發於女性，男性也有，但是只占女性的十分之一。通常發生的年齡都在三、四十歲或是五、六十歲，到了七、八十歲就很少婦女有這個問題。我們因此懷疑這種疾病和病人的自體免疫系統有關。當自體免疫能力很強時，發炎細胞容易攻擊膀胱，並產生膀胱慢性發炎。膀胱表皮因為持續的發炎，導致正常的表皮修護不良，進而出現破損。酸性的尿液以及電解質容易刺激膀胱表皮下的神經，最終導致疼痛。時日一久，這種慢性的發炎持續進展，就會讓膀胱的容量減少，有時小便一天要二、三十次，而且每次只有幾十毫升，病人真是苦不堪言！

膀胱疼痛時，病人經常會以不喝水來解決頻尿問題。但是不喝水，又會導致尿液變得非常的濃稠，反而更加刺激膀胱，讓病人無所適從。但是最可怕的是，這種疾病因為沒有特殊的原因，醫生也經常是無法可解，讓病人非常恐懼，懷疑這種怪病會不會是惡性的東西？心裡愈想就愈不安。疼痛盤踞於下腹部揮之不去，造成病人身心上極大的痛苦。

更特別的是，病人的身體狀況一般都非常良好，因此，有時候家人帶他去看醫生，醫生會搖頭說沒有問題啊！到最後反而被家人或醫師認為是身心症，甚至被懷疑有精神方面的異常。有些婦女跟丈夫性生活時下腹部會急劇疼痛，因此不敢有性生活，導致夫妻關係趨於惡劣。因此，很多婦女來看病時都是一個人，沒有先生的陪同，必須獨自面對疾病。這樣的痛苦更是間質性膀胱炎患者內心深處的痛。

光鮮亮麗下的孤獨和疼痛

美珠就是這樣的例子。她一個人來看病，小孩子因為在念書，也無法陪她。但因為她是一位美容師，因此很注意外表打扮，總是把自己打扮得光鮮亮麗，但藏在內心深處的卻是永無止盡的痛苦。

我幫美珠做了一些檢查，確定沒有尿路感染。她的膀胱容量並不小，但因為無法忍受膀胱脹尿時所產生的疼痛，因此可以存尿的容量變得很小，產生頻尿、急尿的現象。我安排美珠住院，在麻醉下接受膀胱鏡擴張檢查。第一次檢查時，發現她的膀胱容量只有五百毫升，而在膀胱脹滿了尿之後，放開水，膀胱表皮就出現許多點狀的出血。點狀出血越出現越多，到最後整個膀胱都模糊了起來，形成很嚴重的膀胱大片出血，屬於非常嚴重的慢性發炎。

診斷後我們便開始了一系列的治療，這一治療下來就是十二年，還好十二年來美珠一直持續到我的門診追蹤檢查，定期的回診、檢查、治療。首先我們幫她安排的是膀胱內的玻尿酸灌注，利用玻尿酸本身的親水性，讓它附著在膀胱表皮上，保護膀胱的表皮免於受到尿中的酸及鉀離子的侵犯。這種治療方式可以暫時減輕她的膀胱疼痛，使頻尿的次數減少一些。但是玻尿酸很容易就會排出來，因此過了幾天，她的症狀又會出現。因此灌注的治療方法必須要每星期一次持續進行，才能讓膀胱慢慢的變好。

因為玻尿酸灌注只能暫時保護膀胱表皮，因此想要真正改善膀胱的慢性發炎，還是要從膀胱內部減少發炎做起。那時我正在進行以膀胱內注射肉毒桿菌素來治療膀胱過動症，以及神經性膀胱的研究，在膀胱組織學上我們發現，注射肉毒桿菌素可以有效地抑制膀胱過動症和膀胱的發炎。因此，我便把這種治療應用到間質性膀胱炎的病人身上。

在膀胱表皮下注射肉毒桿菌素，確實可以改善膀胱的疼痛，減少病人的頻尿、急尿。但是一次的注射並不夠，必須要每六個月注射一次，而且注射完，病人的膀胱肌肉收縮力會變差，因此有些病人雖然膀胱疼痛改善了，頻尿次數也減少了，卻轉為排尿困難的狀況。

身心生病的訊號

幸好這種症狀只是暫時的，通常過了一個月就可以緩解。因為病人覺得治療有效，會在六個月之後再繼續做第二次治療。連續注射四次肉毒桿菌素之後，美珠的膀胱終於慢慢的恢復。再接受進一步的膀胱鏡水擴張的檢查時也發現，膀胱容量可以增加到七、八百毫升，表皮的出血也明顯減少了。但是注射完之後半年，她的發炎症狀又慢慢的出現。

我發現到美珠的症狀時好時壞，懷疑她有一些心裡的壓力。仔細的檢視她過去的病史，發現除了泌尿科之外，美珠還去看了很多科，包括到身心醫學科拿藥治療失眠、焦慮症，還有服用一些治療風濕免疫的關節炎的藥物。這些全身性的慢性症狀，有時也跟間質性膀胱炎有關係。

過去，我們都認為間質性膀胱炎主要的病灶在於膀胱。但是近二十年來，愈來愈多的證據顯示，患有間質性膀胱炎的病人其實或多或少都有一些身心症，包括：自主神經失調、腸胃不適、肌皮炎以及風濕免疫方面的疾病。研究顯示間質性膀胱炎可能跟全身性的身心症有關，也可能來自於全身性的慢性發炎。尤其當病人的膀胱功能並沒有很差，麻醉之下容量還有七、八百毫升，而且膀胱表皮出血並不明顯，在其他身體上的器官產生疾病的比例會比較高。部分的病人，還可能會有中度甚至是重度的焦慮或是憂鬱症。因此，在治療間質性膀胱炎的同時，一定要同時治療身體上的其他症狀，甚至要使用全身性的抗發炎藥物，才能夠有效地減緩膀胱的症狀。

膀胱的健康是心靈的反映

我給她開了一些抗發炎和精神鎮定的藥物，幫助她入眠，並且囑咐她一定要多喝水，讓尿液清澈，減少濃尿對於膀胱表皮的刺激。她也都照著做，不過症狀還是時好時壞。我懷疑她的家庭生活應該有一些問題，慢慢的抽絲剝繭地詢問，她才告訴我，原來她的家庭生活並不美滿。先生離她而去，兩個小孩子在外面唸書，她一個人在美容院工作，薪水並不是很好，但是為了維持家計，只能勉強的工作。

在我的經驗裡，很多患有間質性膀胱炎的病人都是孤身赴診，很少看到家人的陪同，但是如果病人的家屬，尤其是先生能陪同就診，這些心靈上的支持對於病人的症狀改善很有幫助。

間質性膀胱炎經常會有膀胱疼痛、頻尿、急尿的症狀。這時如果她能得到家人的支持，症狀的嚴重程度將會減輕。但是如果一個人孤獨的看病、住院，或是接受治療，原來較輕微的膀胱疼痛症狀就會被放大，甚至造成很嚴重的症狀。

她的工作十分勞累，再加上回家之後孤獨一人，讓她對於膀胱的症狀十分敏感，一有問題就非常著急，焦慮的結果又會導致膀胱疼痛的感覺放大，變得更加痛苦。如此惡性循環讓美珠顯得很憔悴。有時美珠回到門診檢查時，可以看到她容光煥發，散發出燦爛的笑容。我心裡想，她一定是有什麼好事，仔細地問她，原來是小孩子考上了高中；下一次回來門診，我看她又抱著下腹疼痛得不得了，臉上的痛苦表情告訴我，她一定在身心上又有一些問題了。

沒有家人的支持對於美珠的治療相當不利。有時我看到她來看病，臉上笑嘻嘻的，我會問她說：「最近男朋友對妳好嗎？」她會點點頭說：「不錯，他最近對我很好，送了我很多東西，也都有時間陪我。」但有時她回診時臭著一張臉，呈現焦慮不安的狀態，我就知道最近一定又跟她男朋友吵架，心情不好了！

為了美珠精神上的問題，我也轉介她到身心醫學科去尋找心理治療師的協助，但是心理治療師的時間不好預約，因此她也是有一天、沒一天的看診，還是無法解決她的問題。

全方位的治療

此後，我幫她試了很多種的治療，包括膀胱內灌注微脂體加上肉毒桿菌素，還有反覆的膀胱擴張，一直到最近幾年，甚至幫她試驗注射高濃度血小板血清。這些治療都是為了改善膀胱表皮的體質，減少膀胱內的發炎。積極地治療總是會改善她的症狀，但是時間過了，她的症狀又慢慢的復發。不過，定期的追蹤治療，以及耐心的陪伴，還是讓她的膀胱疼痛發作次數少了很多，一年可能只有一、兩次症狀復發，復發時她又會再來尋求治療。

我們再度給她各種可能的藥物治療，以及膀胱內的灌注和注射藥物，她的膀胱容量也逐漸增加。最後一次的膀胱擴張手術，發現她的膀胱容量已經達到一千毫升，而且膀胱表皮的出血變得非常少。當然美珠的膀胱疼痛症狀以及頻尿症狀，也就好了很多。

至今為止，間質性膀胱炎對於大多數的醫生來說，仍然是個相當陌生的疾病。而到目前為止，全世界的研究也還沒有人知道確切的致病原因。很多病人因為不知道這種疾病，所以容易被醫生誤診，當作是急性膀胱炎，並用抗生素治療，一直得不到適當的治療結果。

其實，間質性膀胱炎是一種慢性疾病，可能跟身體的免疫系統活化有關，需要耐心的治療。尤其是生活型態需要改變，包括必須規律作息，經常喝水、避免熬夜，生活習慣跟飲食控制也是首要的。另外，要避免自己處在憂鬱跟焦慮的情緒下，平時多尋找朋友支持，並找固定的醫生就診，安定情緒，讓心理狀態穩定最是重要。最後就是要對自己有信心，相信只要定期的接受治療，症狀都會逐漸好轉。

我一直鼓勵美珠多利用時間跟家人出去走走，因為大部分間質性膀胱炎的患者，都會因為膀胱症狀造成生活上的隔離，哪裡都不敢去，甚至連工作或是跟朋友出去都不敢，悶在家中，造成心情更加低落、憂鬱，也加深了間質性膀胱炎的症狀。其實間質性膀胱炎並不可怕，它只是會讓膀胱縮小一點、敏感一點，但是並不會真正影響到身體的健康。它影響的是心情的焦慮跟憂鬱，造成情緒低落。最怕的是沒有找對醫生，沒有規則的治療。

正面心態與疾病共處

間質性膀胱炎病人的治療，除了針對膀胱使用口服藥物，或是膀胱內注射肉毒桿菌素之外，正確的膀胱教育是很重要的。因為病人對於自身的膀胱並沒有解剖學畫面的概念，也完全不懂疾病生理病理學，只知道膀胱疼痛和頻尿急尿對生活的影響。這時醫生只要能夠好好的拿解剖圖或是模型來教育他，告訴他膀胱的功能是什麼？膀胱會有什麼作用？尿液太濃對膀胱有什麼影響？或是憋尿對膀胱的負面作用等等，就可以讓病人漸漸了解到膀胱是發生了什麼事！

因為間質性膀胱炎是慢性發炎的膀胱疾病，並不會造成全身性健康的重大影響，因此只要了解如何跟生病的膀胱共存，仍能有美好的生活。我經常告訴病人，一天小便十次、二十次，有什麼關係？妳只要多喝水，小便輕鬆就好了，不用再去量每次小便到底有多少毫升。如果膀胱稍微有點不舒服，就去解小便，久了變成習慣，也就好了。有些人沒有間質性膀胱炎，但是對於膀胱脹尿的感覺十分敏感，也是常常要上廁所。如果不要把上廁所當做是一件很嚴重的事情，久而久之，變成一種習慣，就能夠跟它共存，自然心裡不會受到太大的影響，疾病也就會慢慢改善。

間質性膀胱炎是一個需要全方位努力的疾病，美珠就是一個例子。十幾年來她一直跟著我持續的治療，雖然中間症狀有時會有起落，但她堅定醫生是她最有力的靠山。根據醫師的指示，好好的調整生活型態，當症狀惡化時就接受積極的治療。過了十二年，她仍然可以快樂的過著日子，逐漸與這個疾病共存，期待有一天，我們可以發現新的治療方法，改善她的膀胱情況，提升她的生活品質。

泌尿小學堂

慢性間質性膀胱炎

「間質性膀胱炎」是一種原因不明的膀胱疼痛症候群，主要發生的原因是膀胱慢性發炎。膀胱慢性發炎會導致膀胱的表皮不正常分化，失去了表皮應有的保護屏障。在脹尿時，尿液中的鉀離子或是氫離子會滲入膀胱表皮下，刺激感覺神經，讓病人產生頻尿、急尿、以及膀胱疼痛的症狀。隨著膀胱慢性發炎持續擴大，發炎的層面會從表皮下一直到肌肉層，最終造成膀胱容量變小、纖維化，甚至萎縮。

不過間質性膀胱炎也分為潰瘍型和非潰瘍型兩種。潰瘍型的膀胱炎可能是較嚴重的感染，導致膀胱局部纖維化，因為膀胱無法擴張，因此會造成嚴重的疼痛。非潰瘍型的間質性膀胱炎，則有較輕的膀胱發炎，膀胱仍然可以擴大，因此較容易治療。

治療方式

通常治療時可以使用膀胱擴張術、膀胱表皮保護劑灌注，或是膀胱內肉毒桿菌素注射，以及最近的高濃度血小板血清注射等。不過這些治療都不能在短時間內改善病人的膀胱症狀。最近的研究也發現，間質性膀胱炎與全身性的身心症狀有相當密切的關聯，病人如果有一些身心方面的症狀，或是有心理上的問題，例如：焦慮、憂鬱等，會使得膀胱的症狀放大，覺得膀胱疼痛加劇，如此治療起來可能會更加困難。

平常生活以及工作上的各種壓力，會使間質性膀胱炎的症狀惡化，所以除了針對膀胱進行治療之外，我們也經常需要重視病人的心理問題，因此身心醫學科的治療以及心理諮商，對於治療間質性膀胱炎也有很大的幫助。

其實，間質性膀胱炎並不會真正影響到病人的身體健康，但是對於心理的壓力，卻是相當嚴重，有些病人甚至會有自殺的傾向。因此，針對間質性膀胱炎的治療，醫師不能只針對膀胱進行治療，對其背後影響膀胱症狀表現的心理狀態，也應該要徹底了解，以及介入治療。

心靈的避風港

珮瑄失戀後吸食K他命，陷入墮落無助的生活。
然而對症治療，耐心的陪伴和管教，
讓年輕的孩子不僅得到健康的膀胱，
瀕臨崩潰的生命更被拯救了回來。

人們看到珮瑄時，很難不被她漂亮的臉龐所吸引。珮瑄第一次到門診時只有二十三歲，剛從大學大眾傳播系畢業，她長得非常清秀漂亮，有著一頭及肩的長髮，瓜子臉、眼睛很大，鼻子尖尖的，看起來就是每個男孩子都想追求的女孩類型，可是珮瑄的眼神卻是空洞的。她到門診來時，看著遠方，不敢正視我。我問她：「哪裡不舒服？」她指著下腹說：「我的膀胱非常疼痛，一直想要小便，但無法忍住尿液，有時還會尿出血來。」我看著面前這個瘦骨嶙峋的女孩，心裡立即下了一個診斷，她會不會是得了K他命膀胱炎？

K他命膀胱炎是近二十年來，在華人世界新興的泌尿科疾病。原因是長期吸食K他命，導致膀胱產生急慢性的發炎，伴隨著膀胱極度的萎縮，甚至會導致腎臟水腫。

K他命原本是作為麻醉的用途，因為它的作用快，麻醉時間短，也沒有太多的副作用，而且可以快速的讓人的意識與現實解離，因此非常適合用於短時間手術，例如小兒科或是急診小手術。病人清醒過來後，心肺功能不太會受到影響，所以過去在做剖腹產或是急診傷口縫合時，也經常使用這個藥物。

K他命毒害膀胱和生命

大約在二十年前，K他命開始被引進到英國的夜店，也逐漸地在東南亞華人社區流行，成為新興的毒品。K他命經由鼻腔吸食，可以很快地被鼻腔黏膜吸收到血液裡，作用就跟靜脈注射或是肌肉注射一樣快速，可以讓很多在夜店裡玩樂的年輕人，在吸食K他命後產生一些幻覺，例如，在天空飛、如高空彈跳般地下墜，整個人處在一個極度亢奮的狀態。如果再加上酒精的麻醉，更容易讓人家感覺很嗨。許多年輕人因為心情苦悶，或是渴望追求更強烈的快感，而開始嘗試使用K他命。

但是，因為K他命會從尿液代謝排出，有一部分的人因此導致泌尿系統逐漸受損，尤其是積存尿液最久的膀胱，以及下段輸尿管，容易產生慢性發炎。這種膀胱發炎跟細菌性膀胱炎不一樣，它會導致膀胱表皮嚴重破壞，進而產生膀胱肌肉層，還有膀胱外組織嚴重的發炎，進而讓膀胱容量變小，反射很強。病人在膀胱脹尿時，會產生嚴重的疼痛，如果細菌入侵膀胱，就會產生急性細菌性膀胱炎而出血。

很多發生K他命膀胱炎的年輕人必須穿著紙尿褲，才能像一般人一樣過著正常的生活。有些人甚至因為急遽的膀胱疼痛，已經無法工作，必須要持續服用止痛藥，甚至再去吸食更多的K他命，才能緩解痛苦。在這種惡性循環之下，病人的生活品質低落，膀胱疼痛更讓他們苦不堪言。

其實，珮瑄有一個非常美好的家庭。父親是大學教授，母親是個畫家，哥哥是一個醫師。從小她就是一個被家人寵愛的小妹妹，也具有很好的藝術天份，喜歡畫畫、寫作，對於廣告設計有相當濃厚的興趣。珮瑄的哥哥在美國執業，非常關心妹妹的身體狀態，也不時提醒她要好好的照顧自己。

珮瑄是一個非常重感情的人，她媽媽曾告訴我說：「我們珮瑄就是太容易投入愛情了。」大學時，她有過一段刻骨銘心的愛情故事。對於她鍾愛的男朋友，珮瑄死心蹋地的投入全部的愛，可是在畢業時居然發現男友移情別戀，愛上了班上的其他女同學。珮瑄無法接受情感的重擊，在一次酒後苦悶的情境下，便嘗試了吸食K他命。那一次的經驗讓她覺得非常舒服，心底揮之不去的痛苦，居然在吸食少量的K他命之後，完全消失無蹤。她可以在亢奮之後好好的睡個覺，夢見以前甜蜜的往事，不再受到錐心之痛的折磨。

從此以後，珮瑄開始依賴K他命，一次又一次的吸食。當她苦悶時，就打電話找到供應她K

他命的藥頭。其實K他命並不便宜，一般市價三克的K他命，可能要賣到二仟至三仟塊錢。因為珮瑄有一些積蓄，因此藥頭便不斷地供給足量的K他命，讓她能夠沉迷在虛幻的世界裡，脫離現實生活的痛苦。

瀕臨崩潰的生活

K他命使用之後，腸胃道的吸收會變差，膽汁分泌也會減少，因此，大部分長期吸食K他命的年輕人都會變得非常瘦，皮下幾乎沒有脂肪，肌肉也不發達，整個人變得像殭屍一樣枯瘦。

珮瑄在吸食K他命一年以後，變得非常清瘦。媽媽發現珮瑄怪怪的，鼓勵她去找工作，好好的過日子，可是孩子卻越來越不對勁。有時出外回來，喝點小酒倒也罷了，但眼神卻顯得呆滯，經常語無倫次，走路也有點神魂顛倒的感覺。問她為什麼會變成這樣子，珮瑄硬是不說。後來，媽媽從她的同學口中才得知，珮瑄染上了K他命毒癮。這下子媽媽著急了，屢次勸她戒掉，但她就是不聽。

珮瑄的情緒變得很壞，容易發怒，也經常跟父母親吵架。生氣時甚至會離家出走，好幾天都不回家。媽媽因為珮瑄的轉變非常痛苦，好言好語相勸女兒卻不聽，拜託在美國的哥哥打電話給珮瑄，勸她回頭，也沒有效。終於珮瑄失去了她的工作，白天在家裡呆坐著，晚上就去夜店跟同學還有一些K他命的愛用者鬼混。

這樣的日子，一年一年的過去，珮瑄的情緒也越來越低落。有時候，在夜店吸食K他命又喝了過量的酒，讓她昏迷，還會被同行的一些男生欺侮。如此混亂的生活，讓珮瑄精神完全崩潰，她無法正面思考，也難以回到生活的正軌，吃得不好，睡得也不好。沒有K他命麻醉的時刻，她就情緒低落，變得極度憂鬱。後來媽媽覺得珮瑄不能再這樣下去，才帶她來找我。

人造膀胱是最佳處置

由於我過去治療間質性膀胱炎的病人頗有心得，有一部分間質性膀胱炎病人，因為膀胱萎縮得很厲害，或是有潰瘍的膀胱炎，必須將膀胱部分切除，然後用一段小腸做成一個人造膀胱，接到原來的膀胱上面去，來改善膀胱的疼痛。對於K他命膀胱炎導致的膀胱萎縮，我們也發現能用這個方法來治療。如果使用藥物、膀胱注射肉毒桿菌素、或是灌注玻尿酸，都無法讓萎縮的膀胱恢復正常，反而會讓病人因為反覆接受治療，造成身心巨大的痛苦。

因此，如果膀胱容量在麻醉下已經小於一百五十毫升，或是已經有腎臟水腫及輸尿管阻塞的狀況，早一點擴大膀胱，切除萎縮和嚴重發炎的部分，可以讓他們的膀胱早一點回到正常容量，恢復膀胱正常儲尿和排尿的機能。

我幫珮瑄做完檢查之後，確定她的膀胱非常小，而且兩邊輸尿管都有阻塞，不做手術，根本無法改善她的腎功能，甚至會因為反覆的尿路感染，造成腎功能衰退。我跟珮瑄說明她的病情，告訴她處置的原則。看著她媽媽殷切期盼女兒可以治好的眼神，我轉身向珮瑄說：「妳如果有決心要治好這個病，再來找我。如果妳戒不掉K他命，那就不要治療了，因為結果都一樣，妳還是會持續疼痛下去的！」珮瑄點點頭。

事實上，這幾年來K他命凌亂的生活，已經使得她不知道怎麼過日子了。整個人迷失了方向，只能在原地打轉，過著生不如死的生活。膀胱疼痛日益加劇，加上急尿、漏尿，使得她必須包著紙尿布過日子，這不是一個年輕女孩子應有的生活。珮瑄決定跟著我到花蓮來進行治療。到了花蓮，我幫她做檢查，發現她的腎臟功能已經嚴重損壞，再不治療可能未來就會需要洗腎。於是，我幫她做膀胱擴大手術。

手術時，我們在珮瑄的下腹部做了一個橫向的切口，把萎縮的膀胱找出來，然後用一段四十公分的小腸，做成一個人造的袋子。切掉三分之二已經嚴重發炎不堪使用的膀胱，再把兩邊的輸尿管找出來，重新種到新做的膀胱上。最後再將人造膀胱縫到原來的膀胱上，就完成了手術。

洗滌心靈的故鄉

珮瑄清醒過來之後，第一個感覺是長期盤踞在下腹部的疼痛消失了。雖然下腹的傷口有些痛，但是屬於可以忍受的範圍。她很高興，這麼多年來膀胱的疼痛終於不見了，雖然手術後需要一些時間才能復原，但對她來講，這種疼痛都是可以忍受的。

我們替她放置了導尿管，手術三天後，珮瑄就可以開始進食。經過兩個星期的營養和照顧，珮瑄漸漸變得好看起來，營養足夠了，身上的肉也長了一些，但是還是非常的消瘦。拔掉尿管之後，她可以自行小便，雖然剛開始只有三十到五十毫升，但是至少不會疼痛，也沒什麼殘尿。我囑咐她一定要好好的吃藥，而且要固定喝水。最重要的是，絕對不能再碰K他命。

我告訴她，有很多吸食K他命小孩的家長都告訴我，千萬不要相信他們，因為這一群拉K的孩子很容易在別人的慫恿，或是內心遭受挫折時，又再度吸食K他命來逃避現實的痛苦。要勇敢地面對生活，就像妳接受手術，雖然傷口會痛，但是必須要用它去克服原來的膀胱疼痛。所以必須要堅定信念，永遠不要再碰K他命了。要不然，只要再吸食K他命，存留三分之一的膀胱還是會再度發炎，繼續疼痛起來。珮瑄似懂非懂的點點頭。

我們留她在醫院裡待了一個月。希望利用這一個月，讓她完全隔絕藥頭的糾纏，把身體上殘留的K他命代謝物質清洗乾淨，並且洗滌心靈。我常說花蓮慈濟醫院好像是K他命患者的避風港、心靈的故鄉，希望他們來到花蓮之後，可以改頭換面，成為一個全新的人，重新回到社會上。

再次跌入深淵

珮瑄離開花蓮之後，繼續在台北慈濟醫院門診追蹤。雖然剛開始她有變胖一點，精神也好多了，可是還是有排尿上的困難。手術後三個月，珮瑄回到花蓮門診，她的眼神再次變得呆滯無神，不再閃著燦爛的光芒。我發覺不對勁，心裡想著，該不會又重新拉K了吧？

幾次門診都有一個男生陪著她來，那個男生看起來很不正經，雖然長得不錯，但感覺似乎也是一個拉K的人。我私下問珮瑄，妳有沒有再碰K他命？她搖搖頭。但是我不相信，從她的身上，我聞到很濃厚的K菸味。拉K的人經常會改用香菸沾K他命來吸食，他們以為這樣子的吸食就不會傷害膀胱。但是K他命經由呼吸系統經過鼻黏膜，還是一樣會進入血液循環，然後影響到膀胱。

我警告珮瑄，如果再碰K他命，膀胱一定又會疼痛，到時連原本接上去的腸子都會萎縮掉，到時候後悔就來不及了。珮瑄跟我保證，她絕對不會碰K他命，可是我不相信。她很生氣的說：「為什麼你們都不相信我？我媽媽不相信，我哥哥不相信我，我到底要怎麼做，才能讓你們相信呢？」我跟她說：「妳就是要堅定信心，決定不再碰，才有可能完全戒斷。」

為了這件事情，珮瑄的媽媽還特別跑來找我，告訴我說：「珮瑄這個小孩，從小就很容易愛上人，也喜歡別人愛她，一個人受不了孤獨。這一次手術回來，本來好好的，但又因為找不到朋友，才跑去跟以前那些拉K的朋友在一起，又染上了K毒。」她希望我能夠幫忙珮瑄，讓她徹底的戒斷K他命。我心裡想，也許珮瑄真的需要碰到一個愛她的男人，才能夠讓她走出陰霾。

往後的珮瑄又變了一個人。雖然她的膀胱已經做了擴大手術，比較不會疼痛，可是，她還是持續的拉K，依然過著靡爛的生活，原來是新交的男朋友慫恿她繼續拉K。

有一次珮瑄自己跑到花蓮來住院，她的膀胱痛得非常厲害，血尿不止，尿失禁也很嚴重。我收她住院治療，發現她的膀胱嚴重發炎，腎臟也開始水腫。有這樣的情形，一定是她繼續服用K他命。在她住院的同時，另一位台北來的K他命藥頭也因為膀胱炎到花蓮住院，沒想到在住院期間，警衛發現珮瑄居然跟藥頭一夥人，共同在病房裡面拉K。經過管區派出所員警帶回偵訊之後，珮瑄立即辦理出院，之後，我就暫時不理會她了。

珮瑄幾次打電話，拜託我收留她，因為她實在無路可去，也不知道將來要怎麼辦。聽了心裡實在很辛酸，因此，我最後一次警告她，如果妳不能夠徹底覺悟，沒有人能夠救得了妳。媽媽不理妳，因為她已經痛心疾首，如果妳再找不到醫生來幫助妳，這一輩子就會毀掉了！

美好的故事結局

最後，珮瑄答應了我的要求，她再度回到花蓮，在我的治療下住了一個月。我們好好的治療她的膀胱發炎和尿路感染，也讓她的尿失禁好轉。珮瑄變得白白胖胖，精神好多了，她跟病房裡的護士都成了好朋友。在病房裡，我看見珮瑄開始在紙上畫畫，於是鼓勵她好好找一個工作，在工作中得到樂趣，一旦生活不再枯燥無聊，自然就不會再去碰K他命了。

我告訴她：「要記住這幾年的痛苦。人生不能只有這樣子，妳要早一點跳脫惡性循環，才能在未來的日子過得充實。」

珮瑄出院之後，繼續在台北慈濟醫院門診追蹤。她的精神越來越好，人也變得豐腴了起來，漸漸地回到最開始那個美麗燦爛的女孩模樣。有一天，一個男孩子陪她一起來看門診。珮瑄跟我介紹，這是她的男朋友，他在一家台灣藥廠擔任銷售員，珮瑄也在那裡工作。那個男孩子知道珮瑄的過去，珮瑄也老實告訴他，過去她多麼不正經和荒唐的歲月。但是，她的男朋友願意接受她，也希望兩個人互相陪伴，共同面對過去和未來。

故事的結局很美好。珮瑄跟她的男朋友結婚了，兩個人一起在藥廠工作，處理銷售的業務。平常他們經常跟其他同事在一起參加社交活動，從珮瑄的臉書上可以看到他們快樂的生活。有一天，珮瑄捧著一個圓圓的肚子，來到我診間，她要檢查膀胱和腎臟是否安好。我幫她超音波掃描膀胱時，看到了子宮裡的小寶寶。我非常高興，因為我們的陪伴，耐心的照顧，終於改變了珮瑄，讓她可以得到美好的愛情，享受正常的生活，重要的是，還有一個美麗可愛的小女兒。

陪伴孩子從懵懂走向成熟

其實，會去吸食K他命的年輕孩子，都有屬於自己的故事。有些人是因為家庭的問題，有些是因為學業不好或是事業不成，才會利用K他命逃離現實生活中的無力和煎熬。

另外一個K他命的患者因為父母親離異，必須寄住在叔叔嬸嬸家。每次她放學回家，叔叔跟嬸嬸根本就不理她，吃飯時甚至會另外分一盤飯菜，叫她在旁邊單獨吃。對這個小女孩而言，失去父母的疼愛已經相當難過，寄人籬下的生活更讓她難以忍受。只有奶奶對她十分關心、呵護，在奶奶家時彷彿重回小時候小公主般得到關愛的生活，但是，她終究還是得回到叔叔家，陷入痛苦的深淵。也因此，K他命的吸食，變成她逃避現實的唯一出路。

後來，她因為膀胱萎縮劇烈疼痛，才找到我。我幫她做了膀胱擴大整形手術，手術後復原得非常好，她也恢復了健康。但是一回到原來的家庭，又要開始忍受無窮盡的心理折磨。後來，她再度陷入K他命的泥淖中。

因此，當我們要救一個K他命的孩子，不是勸導他戒掉毒品就好。如果我們不能適度調整他背後的家庭或是社會環境，這個孩子只要一回到原來的生活，必然再度遭受心靈的挫折，要他們擺脫K他命，變得極為困難。所以，有些人反反覆覆在戒斷後重新吸食K他命，直到他無法忍受膀胱的疼痛才幡然悔悟，尋求戒斷以及治療。

珮瑄的故事是典型的K他命年輕人的故事。從懵懂無知的年代，走到成熟正常的生活，是一條非常難走的路。在這一路上，需要有人陪伴，包括家人、醫師、好的朋友。如果我們願意耐心的陪她，就可以把一個深受K他命毒害的孩子，從瀕臨崩潰的生命中，拯救回來！

泌尿
小學堂

K他命膀胱炎

「K他命膀胱炎」是因為吸食K他命而導致的泌尿系統嚴重發炎。K他命是一種麻醉藥，但被用於助興以及麻痺的藥物後，逐漸發現有十分之一的病人，可能會在長期服藥之後因為K他命的代謝物質，影響到泌尿系統。除了影響膀胱，下段輸尿管也會有影響。

由於K他命會破壞膀胱表皮，造成泌尿系統產生嚴重的發炎反應。這種發炎反應會影響到膀胱壁以及膀胱外，導致膀胱和輸尿管萎縮。膀胱與輸尿管的病變，與服藥的劑量多寡和服藥的時間，有絕對的相關性。當病情嚴重時，病人會有明顯的頻尿、急尿、膀胱疼痛，或者因為膀胱細菌感染而產生血尿以及尿失禁的情形。

很多年輕人必須包著尿布才能生活和工作，有些則因為嚴重的膀胱疼痛，必須停止工作。但是因為他們的泌尿系統症狀一直無法消除，使得病人往往為了逃避痛苦，又回頭繼續吸食K他命，造成惡性循環，終至無法自拔的地步。

治療方式

在治療上，如果膀胱容量沒有很小，只要停藥就可以逐漸改善，慢慢恢復正常。但是如果膀胱容量已經小於一百五十毫升，無法改善膀胱的容量時，就必須進行膀胱擴大整形手術，將大部分的膀胱切除，並且使用一段小腸做成一個袋子，接到膀胱上。膀胱擴大了之後，剩餘的膀胱仍然會因為服用K他命而產生疼痛，必須完全戒斷K他命，才能免除膀胱疼痛的痛苦。

每一個K他命膀胱炎的病人，背後都有一個不為人知的祕密。這個祕密或許是孤單、或者是失望、甚至被遺棄的感覺，需要朋友以及家人共同來支持，讓他們度過最低潮的時期，走出陰霾，迎向人生的光明面。

陪伴是最好的治療

因爲離婚和喪子之痛，辛渝罹患憂鬱症，膀胱也因不明原因疼痛不已。其實膀胱會騙人，將心靈的無助以疼痛感投射，抽絲剝繭的治療，和家人的支持與陪伴，或能讓病人不藥而癒。

辛渝是江媽的大女兒，而江媽是我的老病人。江媽在五年前因為發現腎臟癌以及後腹腔淋巴腺腫大，經過確診為腎盂上皮細胞癌後，做了四次的化學治療。情況穩定後，我將她的腎臟及輸尿管全部摘除，同時也清除了後腹腔的淋巴腺。結果發現，淋巴腺轉移已經消失，而腎盂的癌症也沒有侵犯出去。經過五年的追蹤，她的情況已經穩定，現在可以到處去玩。

以前江媽生病時，經常陪她來治療的是女兒辛渝。辛渝跟先生在台中經營小生意，生了一個男孩，生活過得幸福美滿，看起來非常開朗，身體也很健康。可是在二〇一八年五月，辛渝走進我的診間時，卻判若兩人。她抱著下腹部，表情極度痛苦，坐下來之後，手發抖、講話時嘴角也顫抖著，告訴我說：「郭醫師，我的膀胱好痛！我小便時非常痛！請你救救我。我在台中怎麼治療都無法改善，媽媽跟我說，我的症狀只有來找你才能解決。」

令人痛不欲生的怪病

我看了這個熟悉的年輕女性，想到她以前快樂明朗的笑容，怎麼會變成這樣子呢？詢問病史，才知道她在三個月前，因為急遽的膀胱疼痛，在台中附近的醫院就診，被診斷為「急性細菌性膀胱炎」。治療之後並沒有改善，被轉診到較大的署立醫院。醫生檢查尿液並沒有感染，因此又被診斷為「間質性膀胱炎」，接受了「膀胱擴張手術」以及「膀胱內肉毒桿菌素注射」，但效果都不好。接下來，使用「膀胱內灌注玻尿酸」，也沒有明顯的改善，而且每次導尿要灌注藥物時，都讓辛渝痛不欲生！這到底是什麼怪病呢？我也沒有答案。

我幫辛渝安排了住院，詳細的檢查，證實她的尿液是乾淨的。門診檢查時，膀胱裡也沒什麼殘尿，但我注意到她的膀胱壁非常肥厚，看起來像是慢性發炎的狀況。我幫她安排了錄影尿動力學檢查，藉著這個檢查來看她膀胱的容量、感覺以及排尿時是不是有膀胱出口阻塞。

檢查時，我們將一條六號的導尿管放到尿道裡，可是一放進尿管，辛渝就叫了起來，甚至幾乎從床上跳起來。有那麼痛嗎？我們做過二萬多個病人，只有小孩子才會這樣子痛得大叫，一般大人都只有感覺尿道微微的刺痛，一下子就可以忍受過去。

可是辛渝痛得一直發抖，而且兩隻腳夾得很緊，一直告訴我們：「好了、好了，把管子拔掉，好像有一支刀插進我的尿道裡，我痛死了！」經過短暫的休息之後，她終於勉強接受了檢查。我們發現辛渝的膀胱容量並不小，超過四百毫升，但是在解小便時壓力非常高。膀胱壓力超過七十公分水柱，而解出的小便卻小於五毫升/每秒。還剩下一百多毫升的殘尿，她就再也解不出來，而且會有急遽的尿道疼痛現象。

在膀胱尿道攝影圖上，她的膀胱外表十分光滑，沒有明顯的皺褶及小樑化，排尿時膀胱頸可以打開，後段尿道也擴張得很好。但是到了中段尿道，卻緊縮在一起，活像一個陀螺。像這種尖陀螺型的排尿攝影圖，我們稱之為「陀螺尖外觀」。原因是尿道外括約肌在排尿時緊縮不放，因此才會使膀胱內壓一直上升，進而造成膀胱和尿道在排尿時疼痛。

不過，她的膀胱在灌注的過程中，並沒有不穩定的收縮，彈性也相當好。灌注到五百毫升時，膀胱壓力並不高，顯示膀胱並沒有明顯的纖維化或是慢性發炎。根據錄影尿動力學的檢查，發現問題在於尿道括約肌痙攣，因此我幫她安排在麻醉下進行尿道肉毒桿菌素注射。注射的同時，也幫她做了膀胱鏡水擴張的檢查。結果顯示，她的膀胱在麻醉之下，最大容量可以到達一千毫升，而且只有很輕微的微量膀胱表皮腎絲球狀出血，顯示她的膀胱表皮並沒有像間質性膀胱炎一般明顯的病變。

不尋常的疼痛現象

這是簡單的注射治療以及膀胱鏡檢查，通常病人在術後不會有太大不適感。可是辛渝回到病房之後，卻在床上放聲大哭，一直叫，她的尿道好痛！因為手術之後，我們必須要放置一條經尿道的導尿管來引流尿液，沒想到卻造成尿道極度疼痛，痛到她一直哭鬧著要拔掉導尿管。

我趕緊從開刀房回病房去看她，只見她全身發抖、臉色蒼白，一直看著我要求拔掉導尿管。我看尿液沒有任何出血，把導尿管拔掉後，她整個人就輕鬆起來。痛苦了一、兩個小時，辛渝才在止痛藥注射後昏昏入睡。

這種手術後尿道疼痛的現象並不尋常。我們過去做過上千個膀胱鏡水擴張，有些也會做膀胱小切片檢查，做完之後放置的導尿管通常不會造成尿道太大的不舒服，最多只會讓病人想要排尿。通常在止痛針注射之後，這些感覺都可以改善，很少像辛渝這樣表現得極度痛苦。

正當我百思不得其解，辛渝的媽媽來看女兒的狀況。我在病房外跟她談了一下有關辛渝的狀況。江媽告訴我：「辛渝從小都很乖，做事情也很伶俐、明快，結婚之後和先生一起在台中做小生意。後來因為經營不善，把店收了，回到花蓮來。

先生在一個小公司上班，她則在家裡幫忙。可是去年她心愛的小兒子，跑到家裡外面的馬路上玩，居然被一輛摩托車迎面撞到，造成嚴重的腦出血。經過醫師急救之後，還是救不回來。這個兒子的去世，給辛渝相當大的打擊，夫妻之間的關係，也變得淡薄起來。」

先生經常怪辛渝不幫他賺錢，而辛渝則責怪先生不常照顧她們母子倆，才會讓小孩子一個人在外被車子撞。經過一段時間的冷戰以及吵架之後，辛渝終於跟她的先生離婚。喪子又離婚，對於辛渝是一個相當沉重的打擊，整個人變得很憂鬱。平常喜歡回家跟媽媽聊天，甚至到超市幫媽媽賣魚的辛渝，現在也很少回來，常常一個人坐在家裡看電視，要不然就是暗自哭泣。

孩子過世後半年，辛渝的身心症狀仍然沒有改善，後來江媽帶她去看了身心醫學科。身心醫學科醫師診斷可能是憂鬱症作祟，因此開了一些強烈的鎮靜劑給辛渝吃。吃著、吃著，辛渝就開始出現膀胱排尿的症狀，而且來得非常快，經常膀胱一旦痛起來，就要送急診。有時檢查會有尿路感染，可是有時又完全乾淨。醫生常常在打止痛針之後，就叫她回家，請她再去精神科追蹤。

括約肌過度緊張

就這樣，反反覆覆過了許久，辛渝的症狀還是無法改善。有了辛渝這些背景資料，我仔細思考，會不會她的尿道括約肌放鬆不良，來自於她長時間服用憂鬱症的藥，造成尿道括約肌緊張？因為有些抗憂鬱的藥物，確實會讓尿道括約肌的肌肉變得過度緊張，導致排尿時不能正常放鬆，膀胱壓力上升。如果膀胱壓力上升，就會造成膀胱表皮屏障功能變差。因此，只要有尿刺激膀胱，就會造成膀胱疼痛。

辛渝的膀胱容量超過五百毫升，並不像一般容量小於三百五十毫升的間質性膀胱炎。膀胱擴張之後，表皮也沒有非常明顯的腎絲球狀出血，顯示出她的膀胱表皮維持著良好的健康狀態。我們需要繼續抽絲剝繭加以治療，才能釐清病因。

過了兩天，辛渝的膀胱疼痛逐漸改善了。我們在沒有放置導尿管的情況之下，讓辛渝大量喝水，然後解小便。很奇怪的是，她的排尿速度非常好，最大尿流速超過每秒二十毫升，排尿量也接近五百毫升，殘尿只有二十毫升。這樣子的狀況在任何一個泌尿科醫師看起來，都是相當正常的。不只膀胱沒有萎縮，膀胱出口也不見任何阻塞。我覺得很納悶！是因為膀胱鏡檢查，擴張了她痙攣的尿道括約肌嗎？還是她的尿道括約肌根本就沒有問題？隱藏在辛渝不正常的膀胱疼痛以及尿道疼痛的背後，一定還有一些我們不知道的問題。我開了一些放鬆尿道肌肉的藥讓她回去吃，並且囑咐她多喝水、不要憋尿，希望症狀能夠慢慢的改善。

可是過了一個月，辛渝還是回到我的門診，告訴我，她的膀胱疼痛仍然非常厲害，而且相當不舒服。她記得以前在台中，醫師幫她在膀胱內注射肉毒桿菌素之後，有一段時間，她的膀胱疼痛確實改善了很多。因此，她希望我也能夠幫她注射肉毒桿菌素。

我再次幫她做了錄影尿動力學檢查。很奇怪的是，只要檢查時放了導尿管，她的排尿壓力又會變得很高，而且尿流速非常慢，與之前良好的尿流速完全不成比例。這下子，我完全明白了：她的尿道括約肌有問題，放置導尿管時會激發局部肌肉反射，導致尿道肌肉產生痙攣，所以才會產生那麼嚴重的疼痛。

也因為導尿管導致尿道括約肌痙攣，所以排尿時壓力才會那麼高，膀胱也會嚴重疼痛。基於這樣的發現，我幫辛渝注射了膀胱內肉毒桿菌素，同時也在尿道括約肌注射肉毒桿菌素，希望藉此放鬆肌肉；而經由膀胱注射肉毒桿菌素，也可以讓膀胱的發炎消退，減少疼痛。

這一次注射完之後，我不敢再放導尿管了。將她的尿導出來之後，就讓她休息。果真治療後，辛渝的尿道不再疼痛，而且排尿量也跟以前一樣好。膀胱雖然還有些敏感的頻尿以及急尿的症狀，但是原來的膀胱疼痛都已經明顯改善了。

膀胱是會騙人的器官

其實，膀胱疼痛的原因並不單純。過去針對間質性膀胱炎的診斷，常常是根據病人的膀胱是否疼痛、頻尿，或是急尿來判斷。有些病人在做膀胱鏡水擴張之後，會發現膀胱表皮有明顯的腎絲球狀出血；有些人的膀胱容量很小，但是也不見得會有表皮出血的現象。至於膀胱嚴重疼痛的病人，常常可以看到膀胱明顯的潰瘍。這些不同的膀胱表皮表現，意味著膀胱內不同程度的發炎，以及發炎侵犯到表皮還是肌肉層。病人膀胱的疼痛、頻尿、以及急尿的現象，嚴重程度也因此不同。

除此之外，膀胱出口阻塞，例如膀胱頸功能失調、尿道括約肌放鬆不良、甚至是骨盆底肌肉放鬆不良，也都會造成高壓性排尿，進而導致膀胱疼痛。因此，要診斷間質性膀胱炎，一定要先排除掉膀胱出口阻塞的因素。另外，很多間質性膀胱炎的病人，都有相當嚴重的身心症候群，例如焦慮、憂鬱、或是全身性的自體免疫疾病，這些狀況都會讓膀胱處於慢性發炎的狀態。

其實，膀胱是很容易欺騙我們的器官。它雖然由自主神經支配，但卻很容易受到大腦皮質以及情緒中樞影響。有時膀胱沒什麼尿，可是卻會告訴我們，膀胱內尿很多、很脹。有些病人主訴無法排尿，或是解尿困難，其實是他的膀胱裡根本沒什麼尿，自然無法排尿；有些中樞神經病變或是大腦皮質退化的人，明明膀胱脹滿了尿，但卻一點感覺都沒有，只能解出一點小便，留下一大堆殘尿而不自知。對於病人的膀胱症狀，身為「功能性泌尿學」醫師，必須要仔細的檢查，究竟他的問題是來自於膀胱的感覺失調、運動失調，或是中樞神經的問題。

當然，像辛渝這樣因為膀胱出口阻塞導致的排尿疼痛以及膀胱疼痛，也並不少見。只不過大部分的醫師，可能沒有做到詳細的錄影尿動力學檢查，因此無法發現真正的問題。

我幫辛渝注射了膀胱以及尿道括約肌肉毒桿菌素之後，她的症狀確實緩解了很多。不過每次回診時，她還是經常告訴我膀胱不舒服。做了檢查，她的排尿量以及尿流速都很正常，也沒有太多的殘尿。因此我注意到她的身心狀態需要調整，因為情緒的焦慮、不安、憂鬱，常常會讓我們對於膀胱的感覺特別敏感。

因為只要有一些尿，她就會想要小便，所以變得不太喜歡喝水。但不喝水導致尿液過度濃縮，膀胱很容易因為尿液酸度或是鉀離子過高，而刺激到表皮，變得更想小便，因此更會讓膀胱儲一點尿時，就想要排尿。

因為膀胱沒有有效的擴張，所以排尿起來會更加不舒服。她每次回診，我叫她在診間外面大量的喝水，就可以讓膀胱脹得很大，這時解起小便來很輕鬆，尿流速快、尿量多，而且殘尿很少。很顯然地，她的膀胱問題相當複雜。我建議辛渝跟她的身心醫學科醫師反應排尿的狀況，並且請醫師修正使用的藥物，盡量不要影響到尿道外括約肌的張力。她的排尿症狀也確實改善了。

不過半年後，我再度追蹤她的排尿功能，仍發現膀胱有一些輕微過動症和尿道外括約肌放鬆不良的功能障礙型排尿。因此，尿道外括約肌肉毒桿菌素的注射，變成是例行必要的治療。

這樣持續注射了四次尿道肉毒桿菌素，辛渝的膀胱疼痛逐漸改善，排尿變得非常順暢。再經過持續的藥物治療，漸漸地，她不再需要注射肉毒桿菌素。這時我請她開始學習「凱格爾運動」，利用骨盆底肌肉的收縮以及放鬆運動，逐漸地維持骨盆底肌肉一定的張力，讓肌肉不至於過度緊張，也減緩了尿道括約肌痙攣。

心情好轉，病痛也能不藥而癒

很多膀胱疼痛的症狀，並不真的來自膀胱，而是因為焦慮與憂鬱的身心症狀。因為情緒的低落，導致身上些微的不舒服症狀被放大，膀胱的疼痛感就更加嚴重。當病人服用抗焦慮的藥物，這些抗焦慮的藥物又更讓她的尿道括約肌放鬆不良，形成了惡性循環。

如何抽絲剝繭的找出源頭，其實非常重要。然而，隱藏在膀胱疼痛背後的身心壓力以及家庭因素，仍然需要時間來慢慢化解。

相信辛渝在經過這些年痛苦的經歷，應該能慢慢的走出喪子，以及離婚的傷痛。我建議辛渝找個工作來做，讓生活正常化，才不會聚焦於膀胱的疼痛。漸漸地，她又回到江媽的身邊，陪著媽媽一起賣魚、做生意。有媽媽在一旁陪伴，她的身心也逐漸的舒暢了起來。

上個星期，辛渝陪著江媽回來複診，做了一些檢查，確定江媽腎臟癌並沒有復發的跡象，兩個母女就計畫去歐洲旅遊。我相信，經過這一趟旅遊回來，兩個母女的心情應該會更好，而辛渝的膀胱疼痛，也可能不藥而癒。

泌尿
小學堂

功能障礙型排尿引起膀胱疼痛

「功能障礙型排尿」患者的尿道外括約肌無法有效放鬆，因此排尿時膀胱壓力會逐漸增大，而膀胱也會發展為過動的膀胱；不像正常人排尿時，膀胱頸以及尿道外括約肌會逐漸放鬆，膀胱才會開始收縮。

過動的膀胱在儲尿時會產生一陣陣的收縮，壓力也會逐漸上升，一直到超越尿道括約肌的阻力，才能將尿液排出。因此在排尿時，會感覺尿道十分疼痛，膀胱脹尿時，下腹部也會急遽疼痛。這種功能障礙型排尿，可能是神經調控上的問題，但也可能因為反覆性的膀胱細菌感染，導致尿道括約肌逐漸緊張，而造成排尿時無法放鬆的情形。

由於逐漸變成高壓性排尿，膀胱的感覺神經也變成非常敏感。因此，在脹尿時膀胱會產生陣發性的收縮，膀胱的收縮和出口緊繃的狀態抗衡，病人並不會有尿失禁，反而以頻尿、急尿及膀胱疼痛來表現，直到排尿後疼痛才會解除。

治療方式

治療上，我們需要使用藥物放鬆尿道括約肌，如果藥物治療無效，可以注射肉毒桿菌素。但最重要的是找出疼痛原因，例如反覆膀胱細菌感染必須要用抗菌藥物來治療，而膀胱過動症也必須使用過動症的藥物來放鬆膀胱。由膀胱和尿道括約肌兩方面同時著手治療，才能讓膀胱逐漸穩定，而尿道括約肌也不會因為膀胱過度收縮而產生緊張的狀態。

有些病人可能由於心理問題，造成排尿時骨盆底肌肉無法放鬆，也會導致這種功能障礙型排尿。如果藥物治療都效果不好，可能就要考慮神經電刺激來調控不正常的神經，恢復尿道括約肌在排尿時正常的放鬆狀況。

請你們對我好一點

我看著這個孩子，憐憫之情油然而生。
爲什麼一個小孩子會做出這種事情，難道她眞的缺乏溫暖，
需要躲在做爲她心靈避風港的醫院中求生嗎？

十年前某個星期五上午，我正在泌尿科門診看診。大概十一點多，突然聽見窗外有一個物體掉落的聲音，隨即看到許多人向外跑去。我心想，也許是屋頂上有什麼建築材料掉下來，不知道有沒有砸到人？雖然納悶，但因為病人很多，我也顧不了外面發生的事情，只能繼續看門診。

大約一點左右我看完門診，科裡的技術員金鳳跑來跟我說：「主任，你知道剛剛外面有人跳樓嗎？」居然有人跳樓，我問是從哪邊跳呢？她說：「是從頂樓跳下去的，跳下去那個人，是育姍。」我心裡一驚：「育姍？是以前我們照顧了六、七年的那個育姍嗎？」金鳳點點頭。我一時無言以對，有點頭昏，心中五味雜陳。

懶惰的膀胱

第一次看到育姍，是她姊姊帶她到我的門診，姊姊告訴我，育姍因為尿路感染，在花蓮另外一個醫院檢查，發現她的膀胱脹滿了尿，而且左邊腎臟腫起來。她們慕名而來，希望我能幫助育姍解決她排尿問題。

我上下打量了育姍一下。她是個十三歲的女孩，跟一般國中生一樣，個子小小的，人有點胖。一張稚氣未脫的臉，長得並不是很漂亮，但是眼神十分精靈，不時在打量周圍的一切。她看著我，跟我說：「郭醫師，我也不知道為什麼會尿不出來。」其實像這種女孩子排尿困難有很多的原因，有些是神經性病變，有些則是因為急性膀胱細菌感染，使得尿道括約肌緊張，導致急性發炎。只要用藥物治療，並且讓膀胱休息幾天，就可以改善。

可是，育姍已經在門諾醫院住院兩個星期，尿路感染完全好了，卻仍然無法排尿。因此，他們幾次試著拔掉導尿管，仍然失敗之後，便請她到花蓮慈濟醫院來。

為了幫育姍解決排尿的問題，我安排她住院檢查。膀胱鏡看起來並沒有不正常的地方，膀胱壁也沒有顯示出神經性膀胱，或是長期膀胱出口阻塞般的肥厚與小樑化。錄影尿動力學檢查顯示，她的膀胱感覺有點遲鈍，正常的膀胱應該是在尿液達一百五十毫升時，會有一點點感覺；三百到五百毫升會比較脹尿；而到四百五十到五百毫升時，會有急尿感，接著病人便可以順利排尿。可是育姍的膀胱直到裝了五百毫升，依然沒有任何脹尿的感覺，一直裝到六百毫升，才感到輕微的脹尿感，雖然膀胱的壓力並沒有上升。

我叫她試著解小便看看，她用了肚子的力量，卻不見膀胱逼尿肌有收縮的現象，膀胱的出口依舊是關閉著，無法解出尿來。肌電圖也顯示，她在排尿時骨盆底肌肉無法放鬆，這種情形被稱之為「功能障礙型排尿」。

許多小孩子有這種排尿的行為，有時也會被稱為是「懶惰的膀胱」。她的膀胱並沒有神經性的病變，但是因為某種心理因素或是精神因素，抑制了膀胱的收縮，使得膀胱的感覺變得非常遲鈍，也沒有辦法啟動收縮的功能。

我幫育姍做了一些簡單的神經學檢查，發現她並沒有明顯的中樞神經或是周邊神經病變。脊髓反射正常，肢體的反射以及感覺也都正常。很明顯的，她並沒有神經性病變，那會是什麼原因讓她無法排尿而導致尿路感染呢？

那時我正在研究在尿道括約肌注射肉毒桿菌素，治療排尿困難的病人，所以我建議育姍接受肉毒桿菌的注射。我跟她說：「肉毒桿菌素注射在括約肌上可以放鬆尿道，這樣膀胱收縮的抑制作用就會被消除掉，妳就可以排尿了。」育姍聽了我的話，似懂非懂的點點頭，很高興的住院。

渴望關懷與陪伴的孩子

育姍在住院時並沒有閒著，她喜歡跟護理師姐姐聊天，在病房裡走來走去，有時會跟著護理師去發藥。中午及晚餐的餐車送來時，也會幫忙發餐給其他的病人，看起來就像一個正常的小孩，很懂事，也很聽話。在病房裡面，育姍顯得非常的快樂，也很活潑。我常常去巡房，她就會問我很多問題，也會告訴我她的情況。

從與育姍閒談中，我才了解到原來她的家庭是三級貧戶，每個月接受市公所的補助。育姍的爸爸很早就去世了，媽媽獨自照顧她跟大她三歲的姊姊和阿嬤，很辛苦的過著生活。媽媽在餐廳做洗碗的工作，且必須在好幾個餐廳兼差才能勉強有足夠的收入，來養活一家人。

姊姊在花蓮高商畢業之後，就到台北去上班。因為工作的關係，也很少回家，在外面交了男朋友，最近懷孕。家裡就剩育姍、媽媽，還有她的阿嬤，三個人一起生活著。

育姍從小不愛念書，在學校功課也不好，同學們不太喜歡她，老師也經常視她為壞學生，不太理她。沒有什麼同學可以往來，因此養成了孤僻的個性，一個人經常孤獨的上下學。下課之後，也不知道去哪裡，就常常盯著電視看。對她來講，從小孤獨，是她的宿命，而她渴望的是一個很熱鬧的環境，有很多朋友，很多關心她的家人陪著她。從她落寞的眼神中，其實看得出她心裡的孤單及渴望。

奇怪的排尿狀況

我幫育姍在尿道括約肌上打了肉毒桿菌素，導尿管放了兩天之後拔掉，然後交給育姍一份排尿日誌。我告訴她：「妳要記錄小便的量，小便完要找護理師姐姐測量膀胱內的殘尿。」第二天我去病房看她，發現她真的可以小便了。解小便的量大約是二百毫升，殘尿大概也有二百毫升，可見她的膀胱還是可以收縮的。但是我問她說：「妳小便時感覺如何？」她卻告訴我說：「很困難，需要很用力，而且解不乾淨。」我問她：「妳怎麼會覺得解不乾淨呢？妳不是沒感覺嗎？」她說：「我就是知道沒解乾淨，而且超音波檢查也顯示我有很多殘尿。」她對於醫學的知識、我們告訴她的專有名詞，以及排尿障礙的許多問題，似乎都很清楚，而且記在心裡。像這樣的孩子，怎麼會說她笨呢？我覺得育姍真的是一個很精明的孩子呢！

為了了解育姍排尿的情形，我在注射肉毒桿菌素之後三天，再度為她安排了錄影尿動力學檢查。這一次的檢查跟治療前完全不一樣，膀胱大約在三百毫升時，她就開始產生輕微的收縮，而且也有一點膀胱脹尿的感覺。到了三百五十毫升時，膀胱產生有效的收縮，而且排出尿來。這一次排尿解得非常乾淨，膀胱尿道攝影圖也顯示當膀胱收縮時，膀胱頸跟尿道括約肌都可以打開，她沒有膀胱出口阻塞。或許是因為肉毒桿菌素的影響，尿道放鬆了很多。

我告訴她：「沒有問題，妳的膀胱可以收縮了，而且解得很乾淨，妳明天就可以出院了。」

沒想到這句話居然改變了育姍的未來。

育姍跟我說：「可是我覺得平常不是這樣，或許是檢查時刺激到膀胱，我才能尿尿，等一下我回病房，可能就會尿不出來了。」我笑一笑拍拍她的頭說：「傻孩子，檢查是最準確的，妳會小便就是會小便，不會說解不出來的。」

然而，奇怪的事情發生了！下班前，我到病房去巡房時，育姍又告訴我說：「剛剛我又解不出來，而且尿脹到六、七百毫升，完全解不出半滴尿。」我看了排尿日誌，心裡覺得有點奇怪：「為什麼剛剛檢查，明明解得很好，現在卻解不出來呢？」因此，我叫她繼續吃藥、到處走動，明天我再來看看她的排尿情形。

從那一次開始，育姍就一直解不出小便來，而且脹尿脹得很多，有時殘尿可以到八百毫升，甚至到一千毫升。我在一次育姍脹尿時幫她做超音波檢查，發現她的左邊腎臟有點水腫。我告訴她說：「妳不要讓尿脹這麼多，至少四個小時要導尿一次，如果解不出來，妳的腎臟會腫起來、發炎，以後這個腎臟會壞掉。」

我用這樣子的說法故意嚇她，希望這樣可以讓她自己去解小便。但是心裡又覺得，這個小孩子有點怪怪的，是不是她故意憋尿，故意不讓自己解小便？但背後的目的又是什麼呢，難道是她不想出院才會這樣？

為何要騙醫師？

第二天早上，我到病房去查房，看到育姍躺在病床上，照著烤燈，手上吊著點滴。我問她：「發生了什麼事？」她跟我說：「我昨天發燒了，而且燒得很厲害，有點發抖，會不會是腎臟發炎了？」我看了她的身體狀況，沒有貧血，摸摸她的額頭，也不燒。我說：「應該沒有什麼吧！」可是育姍卻說：「可是我昨天燒得很厲害，一定是腎臟發炎了。」我查一下她的體溫紀錄表，發現昨天晚上兩次量體溫的時體溫確實高到將近三十九度。為什麼會這樣呢？真的因為脹尿造成急性腎盂腎炎嗎？我幫她留了尿，做了培養，但是尿液顯示並沒有白血球增加的現象。很顯然，她並不是因為泌尿系統發炎而發燒。

此後三天，育姍又放了導尿管，為了怕她真的有腎盂腎炎，我們讓膀胱充分的引流，並且給她一些簡單的抗生素跟水分，慢慢的育姍的體溫維持穩定了。拔掉導尿管之後，育姍還是無法自己解小便，但是因為我囑咐她，每四小時要小便一次，而且每小時喝的水，不能超過一百毫升，使得她導尿的量，大約在五百到六百毫升之間。我問她：「有沒有感覺？」她都搖搖頭說：「我不知道，我無法解小便，你一定要救救我，要不然我可能會死掉。」

對於這個奇怪的狀況，我心裡開始懷疑，有什麼問題在她的背後，影響到她的排尿。病房的護理師偷偷告訴我：「主任，我告訴你，昨天量體溫時，我們發現育珊的腋下附近放了一個暖暖包。我們要從口腔量體溫她不要，堅持從腋下量。量起來溫度超高，可是她的額頭摸起來又不熱，會不會是她故意在我們要量體溫之前，先把暖暖包夾在腋下，量體溫時才出現高溫呢？」

我心裡想：「不會吧！為什麼要詐病來騙我們呢？難道是她有一些心理上的問題，或是家庭的問題，必須解決嗎？」於是我問了育姍的姊姊，這個孩子從小有沒有什麼問題？有沒有被親人性侵或是發生什麼挫折？姊姊搖頭說：「不會啊！家裡阿嬤、媽媽、我，都非常疼愛她啊！我們都經常在家裡陪她。育姍雖然唸不好書，但從來沒人責怪她。在學校裡，雖然她沒有好朋友，可是也不至於會造成心裡上的挫折。」

以意志壓抑排尿反射

其實排尿這回事，並不是那麼單純。排尿需要有中樞神經以及周邊神經正常傳導大腦的感覺，如果沒有大腦皮質下達命令，膀胱是無法產生收縮的。有些有心理障礙或是精神分裂的病人，常常會因為大腦無法下達排尿的指示，或是因為某種緣故，大腦強烈的抑制不讓骨盆底肌肉放鬆，也會導致膀胱無法有效地收縮。這種心理上的抑制，通常用任何藥物都無法治療。

另外有一種病人因為不想解小便，會使用意志力忍尿直到膀胱過脹，叫他們去解小便，他們也故意不解。這樣子的詐病，等於是一種心理上的排尿反射之抑制，只能用心理諮商來解決，沒有辦法得到良好的治療效果。

就這樣，育姍在我的病房裡又多待了一個星期。這星期裡，她依然無法小便、無法定時排尿，但是卻很快樂的在病房穿梭。我查房時，她常常跟在我後面，看我巡視其他病人。查完房後，在護理站，她會站在旁邊問東問西，跟我說：「郭醫師，你覺得我的病會好嗎？你有沒有想辦法幫我解決？」我跟她說：「我當然會想辦法甩掉妳這個跟屁蟲，妳每天都跟在我後面，煩都煩死了。」為了早一點讓她自己解小便，我請護理師小滿幫她做導尿的訓練，讓她自己可以導尿，如此一來，她隨時都可以出院回家。我交代育姍說：「自己導尿雖然很方便，但是妳要注意，千萬不要讓膀胱發炎。」她點點頭說：「我會小心的。」

有一次育姍的媽媽跑來找我，告訴我：「小孩子不能解小便怎麼辦呢？能不能早一點讓她好？」在肉毒桿菌素打完兩個星期之後，因為育姍還是沒辦法解小便，我跟育姍的媽媽說明情形，跟她說：「如果要早一點好，我們可以試著把她的膀胱頸切開，讓她膀胱頸放鬆。雖然育姍的逼尿肌無法收縮，但至少可以使用腹壓來解小便，這也是一個解決的方法。」

媽媽同意了，育姍也欣然接受我的建議。手術時，我在育姍的膀胱頸五點及七點的方位切了兩道切口，把膀胱頸放鬆。手術十分順利，也沒有任何流血，留了一個導尿管，打了十毫升的水球，固定尿管在膀胱裡。

第二天我到病房去時，發現育姍的尿道在漏尿。我問她：「發生了什麼事？」護理師告訴我說：「育姍昨天的導尿管掉了出來，之後她的陰道就開始漏尿出來。」我心裡想：「不對啊！手術的過程中，我們明明只是在膀胱頸做一個切割，很確定陰道並沒有受傷，為什麼會發生這種情形？」我問護理師說：「那導尿管滑出來的時候，氣球有沒有消掉？」護理師說：「沒有，氣球還是好好的。」

很顯然這個導尿管是被育姍用力扯掉的，而且因為用力扯的結果，十毫升的氣球把膀胱頸撐破了，因此才會造成尿液外漏。我幫她做了檢查，發現確實在陰道上有一個裂傷的地方，因此馬上幫她做了即時的修補，並且放置一個導尿管，再把氣球打到四十毫升那麼大，讓她怎麼拉都拉不出來。我警告育姍：「如果妳再這樣傷害自己，我以後就不理妳了。如果妳的尿漏個不停，以後就會變成終身殘廢，知道了嗎！」

育姍躲在被窩裡裝睡，用眼睛偷偷的瞄著我，點點頭說：「我沒有啦，我真的沒有，你們不要一直要說我自己傷害自己，我怎麼會做這種事情呢？」我看了這個孩子，心中憐憫之情油然而生。為什麼一個孩子要做這種事，難道她真的缺乏溫暖，需要躲在一個可以做為她心靈避風港的醫院求生嗎？經過了這一次的教訓，育姍變得比較乖，不太到處亂跑，人也變得沉默了起來。

一個星期之後，我們拔掉導尿管，她就可以排尿了。而且解小便時，尿流速非常好，解尿的圖形也很正常。解完之後，殘尿不多，也沒有尿路感染。就在她住院三個星期之後，順利的出院。之後育姍回到我的門診追蹤，因為她已經會自行導尿，所以只要自己解不太好時就會自己導尿，導尿的量時多時少。我定時幫她檢查，發現殘尿不多，尿液檢查也很正常，因此每次都定時的開藥給她吃。

你可以當我爸爸嗎？

育姍每個月在我的門診持續追蹤。大約過了一年，育姍又回到我們的醫院。這一次是急診，她發燒了，被發現有尿路感染，又被放上了導尿管。因為她的媽媽相當辛苦的照顧她，因此我就收她住院，做進一步的治療。

後來我才知道，在這一年內，其實育姍過得並不好，有時回來門診治療，沒回來門診時其實是跑到門諾醫院的泌尿科求診。她在慈濟與門諾兩個醫院輪流住院、檢查、治療。好像只有到醫院，她才能夠得到心靈上的庇護。

這一次住院，我再幫她檢查，發現她的膀胱一樣無法收縮，有點感覺，但是並不靈敏。育姍還是需要用腹壓來解小便，但是因為先前已經切開過膀胱頸，因此使用腹壓可以解得比較好。有時她有很多殘尿，殘尿量可能到達五、六百毫升。我們治療好她的尿路感染，她就出院，然後在門診繼續追蹤治療。

就這樣反反覆覆的，大約又過了三年。在這三年當中，她在我們的醫院少說也住院了五、六次。每次住院都是為了治療尿路感染，因為她會導尿，我們告訴她：「只要尿路感染，妳就來住院，但是尿路感染好了，妳就要出院。」

有一次護理師偷偷的告訴我說：「我們發現育姍好像會偷拿隔壁床比較髒的尿，放在自己的試管裡送給我們檢查，讓我們誤以為她有尿路感染。」我覺得這種可能性很高，因為從這幾年育姍住院的情形看來，她的身體狀況並沒有那麼糟，可是她的尿路感染症狀卻很難治療。會不會她真的聰明到拿別人的膿尿充當自己的尿，好讓自己的症狀看起來很嚴重，就可以住院久一點？

我特別找時間跟育姍談她的狀況，並且告訴她不要這樣做。我慎重地跟她說：「妳要大人信任妳，不要用這種方法。我們會照顧妳，但是呢，妳如果扭曲自己的檢查結果，只會讓妳不被信任。到最後，如果妳變成各醫院的拒絕往來戶，將會求救無門，沒有地方可以去了！」

她點點頭，可是也很無奈的說：「可是你要我去什麼地方呢？我是個無家可歸的孩子，每天回家，媽媽都在外面洗碗還沒有回來，一個人孤零零的在家裡看電視。阿嬤那麼老了，我也無法跟她交談，我真的很希望能夠常常在醫院裡。我可以不可以留在病房當義工，你讓我留著，我來幫忙你們，幫忙護理師阿姨做事，好不好？」

我搖搖頭，笑著摸摸她的頭說：「不要這樣，有時間就應該自己好好唸書，以後找個好工作。人總是要長大，不能永遠像小孩子一樣。」有一次育姍在我旁邊跟了很久，居然跟我說：「主任，你能不能當我的爸爸？」我說：「為什麼要當妳的爸爸呢？」育姍說：「我從小就沒有爸爸，沒有人照顧我，我很希望有一個爸爸可以依靠。」我笑著拍拍她的肩膀說：「我不當妳的爸爸，我是妳的主治醫師，我就是要照顧妳的身體和健康。妳放心，只要有問題我都會照顧妳。但是妳一定要乖乖的，老實的跟我們配合。」她點點頭。

看著她離去的背影，心裡真的非常辛酸！為什麼有些家庭的孩子這麼可憐？如果她們從小就有很多的愛，是不是她就不用不停的生病，只為了得到大家的關心跟陪伴呢？

用傷害自己取得關心

本來想，育姍的病情應該會慢慢好轉才對，苦口婆心講了那麼多話，也給她很多方便，隨時都可以住院治療。可是育姍的狀況，似乎愈來愈不好，有時精神恍惚，人也變得呆滯沉默。每次回診時，她總是說：「我小便好辛苦、很痛。」另一次她又說：「我的腰開始痛了，是不是我的膀胱發炎，所以腎臟也發炎起來了呢？」

我幫她檢查，雖然尿中有一點白血球，可是還不至於引起急性腎盂腎炎。而且腎臟超音波顯示，腎臟並無水腫，不像是輸尿管尿液逆流。因此，我建議她說：「妳這個情形，繼續吃藥就好了，腎臟很好，不用擔心。」

沒想到過了半年，育姍回到我的門診，居然跟我說：「我的腎臟在門諾醫院開刀拿掉了。」我心裡一驚！為什麼要開刀拿掉腎臟呢？她說：「因為我兩個月前發燒，到門諾醫院去急診，醫生幫我檢查發現腎臟發炎，而且有尿液逆流腫得很厲害，因此他們就把我的腎臟拿掉了。」我說：「這怎麼可能，一定是妳自己要求要開刀，一定是妳跟醫生說腎臟痛得很厲害，請他們幫妳開刀的，對不對？」

育姍一直搖頭否認，但是我心裡想，小孩子不懂疾病的病理生理學，疾病的變化不是她所想的那樣。她這樣殘害自己身體來得到醫師以及醫院的庇護，真的讓人覺得非常難過！

然而，面對這樣一個孤苦無助的小孩，我還是要幫助她。因此，我還是在之後幾次她表示有排尿困難、發炎、發燒的狀況時，讓她住院檢查。住院時我幫她照會身心醫學科。身心醫學科醫師跟她訪談之後，跟我們說：「這個小孩子有點問題，她看起來並不是自閉症，而且非常聰明。她會用一些從網路上得到的醫學知識，來編造她自己的疾病，讓我們能同情她、照顧她，看來她是真的需要心理治療。」

在隨後幾次住院當中，育姍的精神狀況愈來愈不穩定，對照顧她的醫護人員，態度也相當粗暴。她會主動跟護士要求要打點滴、打抗生素，甚至放導尿管。當然，有時當班的護士或住院醫師，不會答應她的要求，她就會在床邊或是護理站哭鬧、敲打東西，干擾護理人員做事情。甚至有一次，她因為護理人員拒絕幫她打點滴，還用頭撞牆，撞到頭破血流，甚至攻擊護理人員。最後，單位的護理人員無法忍受，終於請求警衛予以壓制，並照會身心醫學科醫師來會診。

我記得她被綁在床上，準備送到身心醫學科病房治療時，在護理站前，她掙扎的從床上爬起來，回過頭瞪著我們，眼中充滿了憤怒跟悲傷，好像在告訴我們：「為什麼你們要遺棄我？我沒有精神問題！我需要你們的關心跟照顧，幫忙我解決我的排尿問題！」

當她要被轉上去時，一直哀求專科護理師，不要讓她上去。她說：「我是真的有泌尿科的問題，我沒有精神的問題，你們不要把我轉上去。上去以後，我會很辛苦的，我沒有精神病啊！」可是因為精神科醫師堅持心理治療需要持續，而且需要配合藥物治療，才能改善她的心理狀態，我們還是讓她上去住了一陣子。我告訴她說：「妳上去先治療一段時間，以後如果還有泌尿科問題，再轉下來，我會再繼續幫妳治療的。」

面對這個年輕的女孩子，我真的不知道接下去要怎麼幫助她，只能默默的看著她被送進電梯，住進身心醫學科病房治療。

走上絕路

此後兩年，育姍經常在泌尿科與精神科的門診及病房之間住院。因為藥物的治療，她的肢體變得有點僵硬，講話也不太清楚。有時她回到泌尿科門診來看診，講話有點大舌頭，眼神呆滯。但她還是經常問我們說：「我可以回來這邊住院嗎？」我總是搖搖頭，告訴她：「妳現在沒有什麼泌尿科的大問題，妳的問題是心理問題，一定要把心理問題解決，才會有健康的身體。不要老是用泌尿科的問題，希望來這邊住院。我已經給妳這麼多次方便了，如果再不好好的治療，我們也救不了妳。」

記不得有多少次了，育姍在精神科病房住院，又喊著腰痛，小便疼痛，要求照會泌尿科醫師，或是要求轉到泌尿科病房。可是我們漸漸覺得她的精神狀態愈來愈不穩定，確實需要在精神科病房住院，並不適合回到我們病房來。因為泌尿科是屬於外科的系統，病房主要是留給一些需要開刀以及急症的病人使用。

有一次我到精神科病房去看她的會診，看到她呆坐在床邊。我慢慢的走進去，靠近她後她看了我一眼，然後低下頭流著淚。我看著這個孩子，心裡有點不捨，很想把她帶回病房來照顧。可是她精神上的問題，需要持續的心理諮商以及治療。

我問她說：「妳對於過去欺騙我們的行為有沒有覺得後悔？」她搖搖頭說：「我沒有騙你們，我是真的小便解不出來，我很難過，但是你們都把我當作是精神病患。我沒有問題，我吃了這麼多藥，也沒有好起來，我的腰還是很痛。」

我說：「妳的腰痛在哪裡？妳的腎臟幾年前已經被割掉了，哪裡來的腰痛呢？妳那種痛，都是來自於心理上對於疾病的不確定性，以及不安全感所造成的。妳一定要好好的跟醫生及心理諮商師阿姨配合，才能夠走出這個病房，過比較好的日子。等妳病好了，就可以再來找我。」

沒想到，過沒幾個月，她從精神科病房，穿過沒有上鎖的安全門，跑到頂樓去，從那邊往下跳，結束了她的一生。

多給一些愛吧

這就是育姍的故事。一個十五歲的孩子那樣的渴望愛與關懷，可是她用的方法，卻是藉著疾病治療，甚至是傷害自己的身體來得到短時間的庇護。然而，心理上的需求終究無法得到滿足，在心理百般痛苦的折磨之下，她用跳樓來結束她的一生。

十幾年來，每次我想到育姍這個小女孩，或是又看到類似的年輕女生，因為排尿障礙來到我的門診或是住院治療，我總會告訴跟隨我的住院醫師或是專科護理師們，我們要好好的照顧她們。或許她們在我們這裡才能得到心裡最大的慰藉，如果我們沒有給她保護與安慰，她就會像失去心靈的避風港一樣，在廣無邊際的汪洋裡飄搖，一直到沉沒為止。可以的話，就多給她們一點愛吧！

泌尿小學堂

心因性尿滯留

「心因性尿滯留」是因為心因性的關係，造成膀胱脹尿時無法有效的放鬆骨盆底肌肉，因此病人必須使用腹壓來排尿。一般來說，婦女排尿障礙比例少於男性很多，大部分都是由於膀胱收縮力低下，少部分則是膀胱頸功能失調，以及功能障礙型排尿所造成的。

心因性又可以分為原發性及續發性兩種。原發性的心因性逼尿肌收縮力低下原因不明。病人可能是因為一次的膀胱細菌性發炎，導致骨盆底肌肉緊張，而抑制了膀胱逼尿肌的收縮，也可能是其他的偶發性神經病變，使得膀胱收縮力低下。至於續發性的逼尿肌收縮力不足，大多是由於心理障礙，病人因為中樞神經無法有效地啟動排尿的收縮，對於膀胱收縮力無法啟動，而產生排尿障礙。

過去，心因性排尿問題在心理分析學家的眼中，認為是一種「歇斯底里症候群」，這類病人為了要得到某種特殊的對待，經由情緒中樞的抑制，讓膀胱在脹尿時無法排尿。經由慢慢的學習，膀胱的收縮力以及感覺也就愈來愈遲鈍，最終造成病人自己想排尿卻無法開啟膀胱的收縮，在治療上當然不容易。

治療方式

泌尿學上，可以經由減少膀胱出口的阻力來治療，例如：膀胱頸切開、尿道括約肌注射肉毒桿菌素、或是使用間歇性導尿。本文的育姍其實沒有排尿困難的病史，但為了得到心靈上的庇護，因此逐漸發展出心因性逼尿肌無收縮力。雖然經過治療後得到改善，但是仍舊因為渴望醫護人員的關懷與照顧，故意讓自己處在膀胱受創的情境中，藉以得到醫護的關懷和心靈的安慰。

得知病人有這種心理問題時，必須以心理諮商來治療。但如果我們忽視了她內心深處的呼喊和渴望，很可能會逼她走上絕路，如果她感到世界已經遺棄她，就不會想要再留在這個世界。膀胱常常是反映心裡的一面鏡子，從膀胱的表現，也許我們可以深入病人的內心深處，挖掘其中隱藏的不安與渴望。

第五章 脊髓損傷的守護者

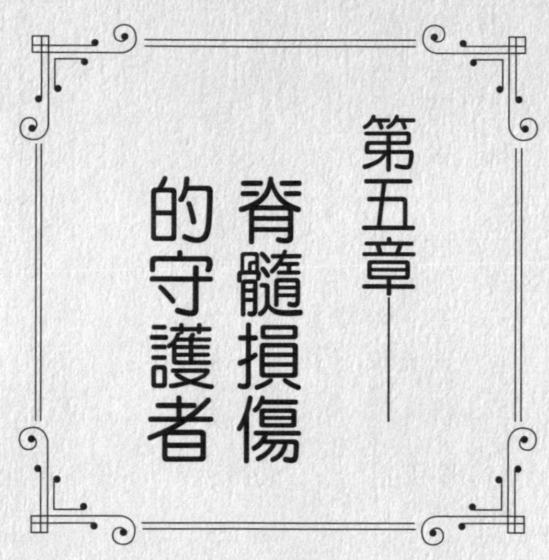

Dear 郭醫師：

謝謝您！以精湛的手術使我身體恢復健康。謝謝您！每天來病房關心，使我心裡獲得安穩。您是我最最最崇拜的醫師，能遇到這麼親切又高明的郭醫師是我今生最大的福氣！郭醫師就像那高掛天際的太陽，照亮了我的生命！願您長命百歲造，福造更多患者～♥

祝　天天平安快樂

小朱的奮鬥人生

小朱當著所有親朋好友的面，鄭重的跟他的新婚夫人宣示：「從今天起，我，小朱，一定用最深的愛情來照顧妳，也會照顧好自己，讓妳不用爲我的身體擔心。」

「哎唷！誰家的女兒那麼衰，會嫁給你這個坐輪椅的。」小朱家巷口的理髮廳老闆對他這麼說。

那天早上，小朱跑到理髮廳跟老闆說：「老闆，幫我理個頭。」老闆說：「你不是才剛理過頭沒多久，這一次怎麼那麼早！」小朱說：「幫我理漂亮一點，因為我明天要結婚了。」理髮廳老闆很驚訝，有誰會嫁給像小朱這樣坐著輪椅、下半身不能動彈的人呢！小朱只能苦笑著回答說：「老闆，你不要看不起我喔，雖然我坐輪椅，可是也會有人愛我的。」

競速落車，脊隨破裂

一九八九年，小朱二十歲，因為好玩，跟朋友騎著摩托車，在花東公路上飆車。三十年前，花東公路還沒有什麼遊客，馬路筆直，所以開起車來特別快，很多年輕人就是在這條路上摔了。摔下去之後，不是當場死亡，就是造成頸椎斷裂受傷。小朱在一次的摩托車競速中跌倒，從此開啟了他脊髓損傷的人生。

脊髓損傷可能會造成不同部位受傷，脊椎斷了，保護脊髓的骨頭碎裂，會造成嚴重的出血以及脊髓的破碎。受傷的部位以下完全沒有感覺以及運動功能，如果受傷在比較下面的薦髓，可能只有大小便問題以及無法走路，但若傷在腰髓及胸髓，則可能會造成尿失禁，以及肚臍以下沒有知覺及活動力。小朱傷到的是比較高位的頸髓，還好他受傷的部位沒有到很高，所以一條命倒是救回來了。

經過了初期的急救，甚至放置了氣管內管及造口，小朱醒過來時已經躺在病床上，四肢完全無法動彈，也沒有知覺。他睜大眼睛問他的家人，發生了什麼事？才知道距離他受傷已經過了兩個星期了。從此，小朱從乳頭以下就沒有感覺，兩隻手可以舉起來，手指頭的大拇指與食指可以做簡單的動作，其他的部位則無法移動。

之後小朱在台大醫院進行了冗長的復建工程，慢慢的學習不同的肌肉動作，並且調整他的呼吸。終於他可以關閉氣管造口，也可以慢慢的移位坐在輪椅上。在出院前，小朱的排尿與排便仍然不是很好，需要留置導尿管，醫生希望小朱能夠自己排尿，因此訓練他使用肚子的力量，並且用殘餘的手部力量壓迫膀胱，把尿擠出來。一開始很困難，但慢慢的他已可以解出一些尿來。再經過測定，剩餘的尿沒有很多，小朱終於被宣告膀胱穩定，可以出院了。

成功復健出院

出院後小朱回到花蓮老家，並且在花蓮慈濟醫院繼續他的復健工作。西元一九八六年，花蓮慈濟醫院啟用，那時候與台大醫院建教合作，因此有許多科都是由台大訓練出來的醫師前來支援，我也是其中的一個醫師。

來到花蓮慈濟醫院之後，我在門診第一次遇到小朱，那時他已經結束復健的工作，距離受傷也已經過了三年。小朱來門診時，臉色很蒼白，因為高位受傷，講話嘶啞無力，兩隻手操控著電動輪椅，緩慢的進入診間。從他身上可以聞到一股尿騷味，而且是尿布散發出來的極為濃重的味道。我詢問他的病情，了解了他受傷的部位，才知道他在最近一、兩年經常發燒。每次發燒就往花蓮的大醫院急診治療，並且用抗生素治療尿路感染。這一次他是到花蓮慈濟醫院參加一個「脊髓損傷者關懷協進會」，想說到泌尿科來看看，是什麼問題會造成他反覆的尿路感染。

我幫他檢查了一下，發現他貧血相當厲害，因為身上有尿騷味，腎功能應該不怎麼好。幫他進行了超音波檢查，赫然發現，小朱的兩個腎臟都有相當嚴重的水腫。在掃描膀胱時，更發現他的膀胱積滿了尿，膀胱壁變得非常肥厚，很顯然他之所以能夠解小便，是因為膀胱脹尿脹到壓力很高而漏出來。因為膀胱的壓力很高，所以導致兩邊腎臟尿液往下流的阻力大，漸漸的腎功能逐漸變差。

我幫他安排抽血，發現他的血中尿毒上升，肌酐酸也非常高，很顯然的，若再不處理，他就要進入末期腎臟病需要洗腎的階段了。我告訴他說：「你以前的排尿訓練是不對的，因為你的膀胱在受傷之後慢慢的改變，膀胱萎縮、內壓上升，你卻不知道。因為你沒有知覺，所以讓尿脹到影響到腎功能。」所以我先幫他留置一條導尿管，預計一個月後再看他腎功能的變化情形。

未定期回診，腎臟功能受損

小朱聽了之後，嚇了一跳，他以為過去在台大醫院做過膀胱訓練，膀胱功能應該相當穩定，沒想到受傷之後三、四年，功能卻持續的變壞。他也因為過於疏忽，沒有定時回去醫院檢查，才會讓自己的身體狀況愈來愈糟。

經過導尿管引流之後，他的身體健康了起來，吃得下，精神也變好了。一個月後我幫他檢查，發現他的尿毒降低，腎功能恢復到當初的一倍，尿路感染消失，腎臟水腫也不見了。

接下來我幫小朱安排了一個膀胱功能的檢查，發現他的膀胱容量只剩不到五十毫升，而且膀胱脹尿時兩邊的輸尿管都有尿液逆流。只要膀胱脹尿，腎臟就跟著腫起來，顯然他的膀胱無法再儲尿，必須要進行處理。

處理有兩種方法，一種是做膀胱造瘻，這也是當時最常用的治療方法。幾乎所有的教學醫院的泌尿科，遇到這類的病人，就會在他的膀胱上面打一個洞，從下腹部放導尿管，讓尿液引流出來。每三個星期，更換一次導尿管，終其一生。

這個方法其實也沒什麼不好，因為可以把尿液充分引流，減少尿路感染的危險。只有少部分的病人，會因為膀胱本質不好，容易反覆感染而造成腎盂腎炎。大部分的人只要好好的喝水，定期看醫生，定期更換導尿管，都可以維持不錯的腎臟功能。美中不足的就是生活品質不好，必須要終身掛個尿袋。

尤其是當他們需要移位時，無論是坐到輪椅上或是回到床上，都必須要注意導尿管的位置，不要拉扯到。一旦不小心拉到導尿管，就有可能會造成出血或導尿管阻塞。因此，一個不用導尿管，又能夠讓膀胱減少壓力、增加容量的方法，是我一直在思考的。

想讓病人生活得更好

以前在台大醫院當住院醫師時，從來沒有老師教過我們應該怎麼做。我們每個星期在門診幫這群病人置換造瘻導尿管，但從來沒有想過怎麼幫助他們解除導尿管的束縛，恢復更好的生活品質。於是，我建議小朱接受腸道膀胱擴大整形術，同時為兩側輸尿管做抗逆流的手術，讓膀胱增加容量到六、七百毫升，內壓降低，而且不會有尿液逆流。但是前提是，小朱必須自己進行導尿。可是小朱脊椎的受傷部位較高，他的手並不是很靈巧。因此我跟小朱說：「如果你練好了自行導尿，再來找我，我來幫你做膀胱擴大整形術。」

小朱了解了自己的身體狀況，也知道這個手術的必要性。回去後不到兩週，他就跑回來跟我說：「郭醫師我可以住院手術了。」我說：「真的嗎？你的手可以自己導尿嗎？」他就在我面前做好消毒，然後把尿導出來。

從這裡可以看出，小朱是一個非常堅毅而且有自信的人。雖然他的手不靈巧，可是憑藉著兩隻手的姆指跟食指，他還是可以慢慢的把導尿管放進尿道裡，然後把尿導出來。這個動作一般人都不容易做，更何況是手腳不靈活的脊髓損傷者。看著他順利的完成了導尿的動作，我也就比較安心了！因為膀胱擴大整形術中修補用的腸子會有一些黏液，如果病人不能自行導尿，容易造成阻塞以及發炎。而且手術之後也不能繼續留置導尿管，必須要用間歇性導尿，強迫新做的膀胱擴張，讓腸黏膜慢慢萎縮，減少腸黏液，未來才能降低尿路感染的機會。

有些人剛開始認為自己可以導尿，但後來因為偷懶而置放導尿管，反而會導致腸道擴大整形術之後的腸黏液繼續分泌，進而形成阻塞，造成感染，甚至會發生反覆性的腎盂腎炎，結果相當麻煩，所以一定要確定病人可以規律地自行導尿才能動手術。

小朱到病房來住院，手術順利進行，一個月之後，小朱就出院了。出院之後他開始間歇性自行導尿，一天六至七次，膀胱逐漸的脹大，導尿的量也從剛開始的四百毫升增加到七、八百毫升。有一次小朱偷懶，跟人家打麻將，半夜忘了導尿，膀胱脹到一千兩百毫升才跑來找我。我斥責了他一頓，告訴他：「你如果這樣子不愛惜自己的身體，當初我就不用為你做這個麻煩的手術！」從此以後，小朱非常嚴格的要求自己，不管在做什麼事情，一定要讓自己有足夠的喝水量以及定時的導尿。

時間過得很快，小朱在花蓮不知不覺也過了五年。這五年裡，他很積極的投入脊髓損傷的關懷協會，和協會的其他傷友探視了很多新進的傷友，並且以自己的例子鼓勵他們。小朱感慨地說：「現在的脊髓傷友越來越年輕。我上週看到一個騎摩托車摔得一塌糊塗的傷友，只有十五歲，未來的路還很長。但是他們一定要學著自立自強，要能夠自理生活，不能靠別人。」

由於慈濟醫院的「脊髓損傷者關懷協會」，成績做得相當好，因此名聲也逐漸散播到全台各地，陸續有外縣市的傷友與花蓮的脊髓損傷者協會聯繫，希望在台灣建構一個「脊髓損傷者庇護中心」。為了這個理想，小朱以及花蓮的幾十位脊髓損傷的傷友，便開始籌劃在桃園八德一個大圳旁的空地，募款興建一所庇護中心。這所庇護中心可以提供給全台灣各地的脊髓損傷者學習生活自理的能力，他們可以跟其他的傷友們一起生活，並且開始進行職訓的工作，讓自己熟悉身體能夠負荷的工作，就能在未來投入職場，再為社會貢獻自己的力量。

從被庇護者轉為付出的人

後來，脊髓損傷庇護中心的傷友人數越來越多，他們覺得有必要轉型。因為脊髓損傷者不再是需要庇護的族群，他們需要的是找到一個地方，有人協助他們發展自己的潛能。最後在一群台灣熱心的年輕企業家及脊髓損傷者的努力之下，他們在桃園楊梅買了一塊地，蓋了「脊髓損傷潛能發展中心」，一直到現在，都還是全台灣各縣市脊髓損傷協會以及脊髓損傷者，進行身心靈復健以及職訓的主要場所。

小朱在手術之後，身體狀況越來越好，腎臟功能逐漸恢復正常，也不貧血，一年難得會有一次輕微的尿路感染。小朱開始經營他的彩卷行生意，由於他非常勤快，對人又親切，因此有很多固定的老顧客會來跟他買彩券，讓他的彩券行生意蒸蒸日上。甚至他還跟其他縣市的傷友組成大盤商，向銀行批發彩券，做起中盤商的生意。成為大盤商後，他不用一個人繼續在市場裡賣彩券，多餘的時間可以用來關懷花蓮其他的傷友，協助他們走出陰霾，迎向人生的光明面。這樣積極又熱情的小朱成為花蓮地區有名的一號人物，有一次警察廣播電台來訪問他，報導他受傷前後的心路歷程。那時小朱感性的言論，也感動了這位訪問他的女記者，經過多次的接觸，這位電台記者居然被小朱感動，愛上了小朱，願意陪他繼續走完人生的道路。

這名女子想要陪伴他、照顧他，而且願意嫁給他，但是小朱是一個肢障的病患，另一個是身體健全的播音員，這是何等大的差距！小朱同意跟她一起生活，可是女方的家長可是萬般的不願意！最後，小朱拜託花蓮慈濟醫院復健科主任梁忠詔醫師，跟他一起到女方家去提親。最終，女方家長也被小朱的真誠感動，只希望小朱未來能夠好好照顧自己，也能讓他的女兒有好的家庭生活。

小朱在花蓮的鯉魚潭草地上舉行戶外的婚禮，我跟很多脊髓損傷者都受邀參加。在婚禮上，小朱講出了當初理髮廳老闆跟他講的那句話：「誰家的女兒那麼衰，會嫁給你這個坐輪椅的！」小朱認為，老闆這一句話並沒有歧視他的意思，老闆只不過是覺得一個好好的女孩子怎麼會願意嫁給像小朱這樣坐著輪椅的脊髓損傷者。那位老闆接著也跟小朱說：「人家願意委身於你，你就要好好照顧人家，要好好照顧自己的身體，不要浪費了人家的青春和愛心。」衝著這句話，小朱當著所有親朋好友的面，鄭重的跟他的新婚夫人宣示：「從今天起，我，小朱，一定用最深的愛情來照顧妳，也會照顧好自己，讓你不用為我的身體擔心。」真誠至情，深深的感動了與會的每一位朋友。

婚後小朱生了兩個孩子，一家四口和樂融融。他持續在花蓮經營他的彩券行，並且陪伴脊髓損傷的傷友走過人生的高山低谷。同時，他也跟台灣其他縣市的脊髓損傷者協會合作，積極的在台灣推動無障礙空間，為協助脊髓損傷者的職場工作而努力。台灣的脊髓損傷者協會成為亞洲脊髓損傷者的模範，在這個國家裡，幾萬個脊髓損傷者互相合作，不但讓新進的脊髓損傷者能夠很快的振作起來，也讓他們擁有投入社會每一個角落的工作的力量。在大家的努力下，脊隨傷者不再只是一群需要他人照顧的弱勢，而是一群積極貢獻自己能力於社會的勇者。

泌尿
小學堂

脊髓損傷者的排尿障礙

脊髓損傷會因為受傷部位的不同，產生不同程度的排尿障礙。一般來講，頸髓及胸髓受損的病人，會有逼尿肌反射亢進及尿道外括約肌共濟失調，導致病人產生高壓性排尿，以及反覆性尿路感染。而且膀胱會隨著時間逐漸萎縮，導致膀胱輸尿管尿液逆流，或是造成高壓性膀胱，使兩側的腎水腫。

過去，脊髓損傷的排尿障礙容易導致腎衰竭而死亡，但近年來對於神經性排尿障礙的認識，讓我們知道如何治療這些高危險群的病人，改善他們的膀胱狀況，同時恢復他的腎臟功能。

治療方式

本文中的小朱，在受傷之後忽視了膀胱的變化，導致腎水腫。後來經過膀胱擴大整形術之後，膀胱壓力降低、容量增加，腎臟的功能也逐漸恢復，因此可以展開他燦爛的人生，娶得美嬌娘，並且有一個幸福美滿的家庭。

脊髓損傷的排尿障礙，會隨著時間而有不同的變化。因此每一個脊髓損傷者，終身都必須要固定的追蹤檢查，只要發現泌尿系統有問題，都應該使用藥物或是手術來加以解決，才能避免因為不正確的泌尿系統處置而影響到腎功能，甚至影響到自己的生命健康。

他告訴我：「每天我被扶起來坐在輪椅上，只能看著無聊的電視。我很想出去曬太陽，享受生命的燦爛，盡一己之力工作。」藉著迴腸尿改流手術，我很慶幸讓他回到從前，充滿陽光燦爛的年輕人生。

擺脫尿管 重獲生機

脊髓損傷義診活動

大約從西元一九九五年起，我開始進行全台灣的脊髓損傷者巡迴義診活動。那時因為衛生署的計畫，我想要了解脊髓損傷者在排尿照護上的缺點，以及產生的併發症。這個活動促成了我與全台灣脊髓損傷者協會合作，成為終身照顧他們的醫師。

其實早在一九八八年，我從台大醫院轉到花蓮慈濟醫院就任新職之後，因為花蓮慈濟醫院成立了一個「脊髓損傷者關懷協會」，所以我在每年八月十七日院慶的前後，都會舉辦一個脊髓損傷者排尿障礙的義診及衛教活動。活動中我們會告訴他們排尿障礙的泌尿系統長期變化，鼓勵他們使用更新、更積極的排尿處置，來照護他們的泌尿系統。

在衛教的過程中，我發現很多脊髓損傷者因為長期不正確的排尿知識以及膀胱照護，所以產生許多泌尿系統的併發症，例如：腎水腫、反覆性尿路感染、以及腎功能衰竭；或是不良的排尿處置，例如：尿失禁以及反覆膀胱發炎等。其實這些問題只要好好的檢查，根據每一個脊髓損傷者的病理生理變化，都可以加以修正，讓他們有健康的泌尿系統功能，以及正常的生活品質。

四肢雖癱，心志不變

巡迴義診到嘉義時，我遇到了一位三十歲的年輕人。他因為車禍受傷，造成第六節頸髓損傷以及四肢全癱。因為這個車禍，他需要終身躺在床上無法動彈，生活上必須仰賴他人的照護，更不要說工作了。

他的名字叫黃清助。從他的臉上，我看到他一直盼望著自己能夠恢復一部分的生活機能以及工作能力。對他而言，躺在床上不能動彈，是最痛苦的事情！他告訴我：「每天我被扶起來坐在輪椅上，看著無聊的電視影集以及新聞。我很想出去曬太陽，去看看以前的生活是怎麼樣的燦爛。我只要有一點點的工作能力，我就想去做，因為我真不想讓自己這樣子一直到死。」

在無助的言語中，我覺得我們應該要好好的幫助他。可是因為他是頸髓第六節受傷，第六節受傷的人只能輕微的舉起臂膀，除了大姆指外，其他的手指頭幾乎無法移動。坐在輪椅上時，如果沒有好好的固定好胸部跟腹部，整個身體就會因為重力的關係往下滑。

在那個年代，台灣還沒有開放外籍看護工，因此他的生活起居，全由媽媽照顧。媽媽年紀也不小，要照顧這個三十歲的脊髓損傷的孩子，其實相當的不容易！那時，「脊髓損傷庇護中心」已經在桃園落成啟用，每一年都有好幾期的訓練班可以提供生活機能的訓練以及職業訓練。我問清助：「你還沒有去嗎？」他一直說：「我很想去，可是在那邊一個人，我不知道該怎麼樣過日子。」我鼓勵他說：「你不用擔心，在那邊生活的人其實都跟你一樣，有些幹部也是頸髓受傷，不過他們經過自我訓練以及有經驗的學長調教，現在都已經練就一身武藝。你看到他們的時候會大吃一驚！他們可以自己上下輪椅，甚至自己執行淋浴和更換尿布等事情，只要你有心，一定可以做到的。」

隱形的殺手：自主神經反射亢進

其實清助並不是不能去，他擔心的是即使到了庇護中心，有些問題還是不能解決。他是一個頸髓受傷患者，身體除了沒有知覺以及不能動之外，還會有一些特別強烈的肢體反射。當肢體受到碰撞，或是遇到較冷的空氣時，四肢全部變得僵硬起來，而且會抖個不停。這時如果沒有好好的固定，有時整個腳都會往外飛出去，踢到東西就會受傷。因此，必須要隨時將兩隻腳固定住，兩隻手也要牢牢的靠在固定的物體上，才不會受傷。

另外，排尿也是個問題。因為頸髓受傷，他無法知道什麼時候要排尿。但是當膀胱產生收縮時，他會感覺一陣不舒服，這種不適感叫做「自主神經反射亢進」。我們的胸髓及腰髓有交感神經核，當受傷的部位在這些交感神經核上方，就會從肢體或是臟器那裡傳來強烈的訊息，誘發自主神經產生過強的反射現象，例如血壓上升、心跳減慢、患部以上潮紅，而且會大量的盜汗。

有些脊髓損傷的病人因為不知道這種現象，常常在便祕或是尿路感染、排尿不順時，產生強烈的自主神經反射亢進，導致血壓飆高，甚至會出現顱內出血等致死的併發症。這種神經性的反應是頸髓受傷的病人，非常嚴重的併發症。如果沒有好好處理，真的會出現嚴重的中風或是死亡。也因為這個問題，清助必須要經常看醫生，每天定時服藥以降低血壓、放鬆肌肉，好減少自主神經反射亢進產生的反應。

自主神經反射亢進的問題在清助身上愈來愈嚴重。第一次發現時是因為發燒。排尿時他的膀胱頸以及尿道外括約肌都緊縮著，讓膀胱壓力更加上升，甚至引起腎臟水腫，導致急性腎盂腎炎。每次發作，就要住院至少一個星期，但出院之後，現象並沒有完全消除，只是改善一些而已。因此，他一直希望能夠得到較好的治療。

在嘉義地區，曾經有醫生建議他做「尿道外括約肌切開術」，鬆開他的尿道外括約肌，這樣膀胱在反射收縮時尿液可以自行排出，不會產生高壓性的排尿，造成自主神經反射亢進加重。可是清助切了兩次，治療效果還是不好，每一年大概都會有七、八次以上的急性發炎，導致他必須住院。從受傷之後五年，他的生活品質非常不好，根本無法外出。想要到桃園脊髓損傷庇護中心去受訓，也不敢成行，深怕在那邊發生併發症，又要緊急送醫，造成更不好的結果。

我在巡迴義診時也發現清助的尿液充滿了白血球，膀胱裡的殘尿雖然不多，但是膀胱壁非常肥厚，而且腎臟有輕微的水腫現象。那時我正在進行以膀胱內注射肉毒桿菌素，來治療神經性反射亢進，以及尿道外括約肌注射，治療括約肌共濟失調。所以我建議他，不妨找個時間來一趟花蓮，由我來幫他做詳細的檢查，然後幫你做治療。

肉毒桿菌素注射成效不彰

在二〇〇九年三月，清助因為反覆性的腎盂腎炎一直高燒不退，終於讓他下定決心，在感染控制好了之後，趕快到花蓮來找我。我幫他做檢查時，發現他的膀胱反射亢進已經相當嚴重，而且整個膀胱縮在一起。腎臟輕微水腫，而腎功能已經明顯衰退，大約只有正常人的六成左右。

我幫他注射了肉毒桿菌素在逼尿肌以及尿道外括約肌上，希望這種注射能夠讓他的膀胱容量增加、膀胱內壓降低，而且尿道外括約肌可以放鬆一些，讓他減少自主神經反射亢進所產生的盜汗、血壓上升，和四肢僵硬等情形。

注射完之後，效果並不是很好，自主神經反射亢進的症狀依然嚴重。我在查房時，常常看著他縮在床上，臉上不停地冒汗，必須用毛巾不停擦拭。他實在很不甘願變成這樣，對他而言，因為脊髓受傷無法外出，已經夠難堪了！現在又因為反覆性的膀胱發炎，以及自主神經反射亢進，讓他幾乎寸步難移。他很希望走出去，縱然是坐著輪椅也好，他都願意走入社會，走到戶外，享受正常人應該有的生活。

我把清助當作一個很鮮明的病例，教導年輕的醫師要怎麼樣照顧他們。有時我走到床邊會特意掀開他的棉被，一掀開來，他的肢體遇到較冷的空氣，整個腳就會彈起來，抖個不停。我告訴學生們說：「你們注意，這就是自主神經反射亢進。這種反射亢進沒有什麼藥物可以治療，除非從他的脊髓注射肌肉鬆弛劑，或是做局部麻醉，才能夠讓這種反射亢進減輕。

但是對於脊髓損傷的人來講，不可能經常做這種治療。所以我們還是需要減少反射亢進的源頭，也就是不能讓病患有便祕、膀胱內壓上升、以及發生尿路感染。他的四肢也必須用較厚的襪子或是衣褲來包裹，才不會因為接觸到過冷的空氣而產生嚴重的血壓上升等併發症。」

雖然治療效果並不好，但是清助還是每半年到花蓮來讓我做肉毒桿菌素注射，再加上其他藥物的治療，讓他的症狀改善一些。然而，花蓮距離嘉義還是太遠了！遠距醫療對他確實相當不方便。經過四次的注射之後，他從二〇〇一年開始改在嘉義治療。但是他跟我依然保持聯繫，告訴我他的狀況，希望我能夠幫助他。

排除萬難，給你更好的生活品質

可惜他的泌尿系統愈來愈嚴重，隨著時間的變化，膀胱也愈來愈萎縮，容量很小，小到他幾乎無法不漏尿。縱使膀胱裡放置了導尿管，他的自主神經反射亢進，仍然持續的增強，導致他整天都在流汗，時常頭昏腦脹、血壓飆高，非常的不舒服。膀胱持續的反射以及增加的內壓，又會讓他的腎功能逐漸變壞；反覆的尿路感染也會讓他經常發燒、發冷，必需要住院治療。最後清助終於忍不住了，他覺得這樣子的生活比死了還慘！在二〇一七年，他再次回到我的醫院，希望能夠得到徹底的治療。

其實對於很嚴重的攣縮性膀胱以及自主神經反射亢進，同時併發腎功能受傷的脊髓損傷病友，我們通常會使用「膀胱擴大整形術」。但是如果病友的腎功能已經減少到正常人的三分之一以下，就不能使用腸道膀胱擴大整形手術，因為尿液如果經由擴大膀胱的腸道吸收，又會加重腎功能的惡化。

早期我曾為幾位腎功能不好的病人執行膀胱擴大整形手術，但是最後還是需要洗腎，甚至還要把原來加在膀胱上面的腸道擴大的部分切除掉，才能減少反覆性的尿路感染，以及黏液阻塞等併發症。所以現在對於這樣的病例，都要很仔細的評估他的腎功能。清助的腎功能倒是蠻好的，但即使一直放著導尿管，還是持續發生自主神經反射亢進。換句話說，他膀胱的尿液已經被引流出來，但是膀胱的慢性發炎反應還是會持續刺激自主神經反射亢進反應。

因此我想，如果把他的膀胱用腸道加以擴大，原來的膀胱還留在原處，不是更加麻煩？因為他的自主神經反射亢進，也會因為原來的膀胱慢性發炎持續發作。另外，即使使用腸道擴大整形手術，他還是需要自行導尿。以他的雙手功能，根本無法自行導尿。如果由他的看護幫他導尿，導尿管被黏液塞住或是因為膀胱過脹，使得括約肌緊張，導致導尿管放不進去，不是會造成更嚴重的併發症嗎？

為了解決膀胱發炎和導尿管不便的問題，我思考了很久。進行尿路動力學檢查時，藉著觀察他膀胱的變化以及反射亢進的情形，我想到一個很好的辦法——既然他的雙手無法做細微的導尿動作，那就不要讓他在接受治療之後，還要學習這種困難度那麼高的導尿方法。如果我們把他的尿液利用迴腸接出來，只要在下腹部做一個造口，就可以直接貼上尿袋，每次大約三到五天，尿袋鬆了再換一個新的就可以了，省去導尿的麻煩。而尿袋的黏貼工作，也可以由看護來執行，不會有任何問題。清助的尿液因為迴腸的蠕動，可以源源不斷地將腎臟輸尿管送下來的尿液直接排出體外，不用經過膀胱，如此一來，他的膀胱不會再有尿液脹開，就可以減少自主神經反射亢進的發生。

迴腸尿改流成功，安眠如置雲端

我把這個構想告訴清助，並且鼓勵他接受這種治療方式。我告訴他說：「做了手術之後，你根本就不需要導尿，只要放尿袋在你的迴腸造口上面，外出、旅遊、喝水，做什麼都可以，不用擔心時間到了需要導尿的問題。更重要的是，因為膀胱不再脹尿，減少了自主神經反射亢進，相信你就不會有這麼樣嚴重的盜汗、血壓上升跟全身攣縮反射現象。」

清助了解了我告訴他的病理生理學變化，也同意接受手術。手術其實很簡單，他的兩邊輸尿管都已經擴張，膀胱萎縮，因此我們開刀時，可以很輕易地把兩邊的輸尿管分離出來。我取下一段二十公分長的末端迴腸，將兩邊的輸尿管縫到迴腸的尾端，讓尿液能夠順著輸尿管流到迴腸內。然後將這個迴腸的另一端開口，在右下腹打一個洞，拉出來，縫合在腹壁上，貼上尿袋，便完成手術。

手術之後，清助醒過來，突然間覺得整個人放鬆了下來。他不再流汗了，而且，原來因為膀胱脹尿所產生的反射亢進、四肢攣縮的情形，都已經改善。麻醉退了之後，清助躺在床上非常安穩的睡著。十五年來，那麼辛苦生活的清助，終於因為正確的手術得以好好睡一覺。

幸運的是，因為清助是頸髓受傷，頸髓以下沒有知覺。所以手術的傷口並不會對他造成任何疼痛感。手術後第二天，他就可以坐在床上輕鬆的吃早餐。看見我去查房，他跟我打招呼，告訴我說：「郭醫師，我好久沒有睡得那麼舒服。昨天晚上，我躺在床上睡覺，一直覺得自己好像在雲端漂浮著，非常的快樂、非常的輕鬆，看來這個手術真的把我的問題一次解決了。」

堅忍苦楚，推動無障礙空間建設

清助帶著一個輕鬆的身體回到嘉義，雖然術後還有一、兩次發燒，需要住院治療，但是原來自主神經反射亢進造成的生活困擾，已經完全消失了。他開始積極的投入嘉義市脊髓損傷協會的工作，並且擔任總幹事，協辦許多脊髓損傷的活動，戶外旅遊，甚至是運動會。他還可以坐著電動輪椅跟人家競速，進行許多障礙比賽。雖然還有其他地方會造成自主神經反射亢進，偶爾仍會不舒服，但是至少不會再像以前一樣，頭上披著一條大浴巾，必須不停的擦汗，一天要換好幾條大毛巾。他的手可以輕鬆的操控電動輪椅，前進、後退、左轉、右轉，這一切讓他非常自在。

清助是一個非常堅毅的人，他願意在戶外把身體拼到精疲力竭，也不願意躲在舒服的家中。在他臉書上我看到這麼一句話：「在外撐過一整個夏季需要很多的體力，但即使如此，也不想每天躲在冷氣房裡癱軟著雙手。這是中暑的感受，啊！你要忍受。」他的身體和併發症的問題，讓他在這幾十年來吃盡苦頭。但是他從來沒有為此退縮，反而努力尋求解決的辦法，邁開大步，繼續向前走。

清助擔任脊髓損傷協會的幹部，為了幫助嘉義市的脊髓損傷患者擁有更便利的生活，他努力地奔走衛福部，也和其他縣市的脊髓損傷協會幹部交流，希望能夠爭取脊髓損傷協會的各種補助以及教育訓練，每一件事他都親力親為。有時他也會嘗試到各個城市的無障礙空間以及交通勘察，並且提出他的勘察結果，提供縣市政府單位加以改善。

即使殷勤奔走，仍然有許多不友善的空間，他只能徒呼負負。例如看牙醫，他能夠看的牙醫師診所遠在離家好幾公里的地方，因為靠近他家的四家牙醫診所，都沒有友善的無障礙空間，甚至診所的階梯都無法越過。因為電動輪椅相當笨重，若沒有一個好的斜坡，他是沒辦法進入的。

最近兩年，我已經很少看到清助了。因為他身體狀況好很多，有問題也在嘉義就醫就可以。我從他的臉書上，看到一個非常有精神的年輕脊髓損傷的傷友，坐著電動輪椅，在嘉義各地到處跑，甚至到高雄、台北等地方出差旅遊。我看到他堅毅的表情，更感受到他快樂的生活。

你們都是我的老師

這麼一個有想法的年輕人，我很慶幸能夠用最好的方法幫助他，讓他不會因為錯誤的治療方式增加生活不便，降低生活品質。

我來花蓮這三十年來，巡迴台灣各地，進行脊髓損傷排尿障礙的義診活動，治療超過兩、三千個脊髓損傷者。從他們不同部位的脊髓損傷所產生的各種排尿障礙，以及泌尿系統併發症上，我學到很多寶貴的經驗。因此，我常在為他們進行衛教講座時說：「其實你們都是我的老師，我從你們身上學到很多寶貴的經驗，以及排尿處置的原則。對於不同的脊髓損傷者，我們不能用同樣一套方法來治療，而是需要量身訂制最適合你們的治療方式。如果我們僅憑醫學法則，做了不適當的治療，對於脊髓損傷者而言，不僅會造成更大的不便，還會影響到整個生活品質。」

就像清助一樣，我很慶幸給了他一個正確的治療，讓他能夠回到從前，充滿陽光燦爛的年輕人生。

泌尿小學堂

自主神經反射亢進

「自主神經反射亢進」是因為脊髓損傷的部位在胸髓第六節以上，因為膀胱脹尿時，自主神經過度的興奮而產生的問題。

例如膀胱頸功能失調，會導致排尿時膀胱頸無法放鬆，而造成膀胱排尿壓力過高、反覆的尿路感染，進而影響到腎臟功能。另外，自主神經反射亢進也會讓病人血壓上升，如果沒有及時處理，突然升高的血壓有時會導致腦血管破裂，造成顱內出血，而慢性的高血壓也會讓病人的心臟逐漸衰竭。其他的自主神經反射亢進，更會造成患部以上皮膚潮紅、冒汗，同時導致全身性的反射亢進，對於病人來講，是非常痛苦的一件事！

由於受傷部位較高，因此大部分四肢全癱的脊髓損傷者，都深受自主神經反射亢進之苦。這種自主神經反射亢進，會因為膀胱脹尿、膀胱細菌感染、便祕，或是下肢有外傷而惡化。因此如何處置，是一個泌尿科的難題。

治療方式

有些病人只要在膀胱裡放置導尿管，讓膀胱有充分的引流，就可以解決；但有些病人，因為膀胱反覆的感染，縱使放了導尿管，也無法解決病人的自主神經反射亢進。本文的清助就是因為這樣，後來接受了「迴腸尿改流」，將兩側的輸尿管接到小腸，然後將小腸在下腹部做一個造口，讓尿液能夠隨時流出來，無須經過膀胱。

因為膀胱沒有尿液脹尿，所以就不會發生自主神經反射亢進，解決了排尿問題。長期頭痛、冒汗等反射亢進的問題也迎刃而解。從此，他可以輕鬆的外出、工作，協助其他的脊髓損傷者，達成服務社會，貢獻一己之力的希望。

會傷害腎臟的膀胱

文浩十七歲騎車時車禍，從此不良於行。原本以為可以自行排尿，沒想到膀胱逐年萎縮，腎功能衰弱，變得蒼白又虛弱。好在經由密集檢查，他重新擁有擴大的膀胱，腎功能也逐漸恢復。

最近十年來，我大約每年都會到桃園楊梅「脊髓損傷潛能發展中心」兩次，幫中心裡的學員們做身體檢查，並且教育他們正確的排尿處置以及泌尿系統的健康常識。希望這些脊髓損傷的傷友們，能夠好好照顧自己的膀胱，避免因為膀胱照護不好而影響到腎臟，造成反覆的腎盂腎炎，危害到腎功能。

二〇一五年，我在潛能發展中心義診時碰到了文浩。他是一個非常瘦弱的年輕人，當時年僅十七歲。因為跟朋友騎摩托車出去玩，不小心被車撞了，坐在後座的他飛了出去，傷到了胸髓。受傷的地方大約是在胸髓第九、第十節，完全的斷裂。斷裂之後，從肚臍以下完全沒有知覺，也不能動彈。經過了一段時間的骨骼重建及肢體復健之後，他來到潛能發展中心，接受進一步的生活輔導以及職業訓練。中心訓練結束之後，他就回到高雄，繼續未完的學業。

脊髓損傷導致膀胱快速纖維化

我幫文浩檢查時，他包著尿布，尿無法控制，是經由反射排出。雖然他的腎臟並沒有水腫，但是膀胱裡有較多的殘尿，而且膀胱壁已經出現肥厚的現象。雖然他受傷才一年，但有些病人會有較快的膀胱反射變化，導致膀胱的肥厚以及纖維化。再加上胸髓脊髓損傷，本來就會導致排尿時尿道外括約肌放鬆不良，因此即使可以反射排尿，但並不能排乾淨，如果尿道括約肌張力過高，更會因為排尿壓力上升，傷害到膀胱表皮，造成膀胱表皮較為嚴重的發炎反應。

這些發炎反應，會促成膀胱壁快速的纖維化，久而久之，膀胱就會逐漸攣縮。而攣縮的膀胱，會影響到腎臟，除了會造成腎水腫之外，也會影響到腎功能。

我告訴文浩，他的膀胱需要進一步的檢查，不能因為可以小便就以為沒事。不過，傷友會因為膀胱沒有知覺，因此只要沒有發炎，常常不會覺得自己有什麼需要治療的地方。因為文浩並沒有真正接受過泌尿系統的檢查，我建議他最好還是要來花蓮檢查一次。他在中心結訓之後，就由媽媽陪同，來到花蓮慈濟醫院。

瀕臨尿毒，腎功能嚴重受損

我幫他安排了錄影尿動力學檢查，發現他的膀胱確實有神經性的膀胱過動症，而且在排尿時，尿道外括約肌有第二度的共濟失調。膀胱壓力偏高，雖然沒有膀胱輸尿管尿液逆流，但是排尿量只有八十毫升，而殘尿也有四十毫升。因為膀胱容量很小，所以我建議他，接受肉毒桿菌素膀胱內的注射，一方面增加膀胱的容量，另一方面也可以降低膀胱的壓力。這樣可以保護腎臟，也比較不會有尿路感染。

在肉毒桿菌素注射完之後，我建議文浩一定要自行導尿，每天四到五次，每次導尿的量不要超過三百五十毫升。他接受了我的治療以及膀胱處置的建議後，回到高雄。因為高雄離花蓮較遠，因此他選擇在高雄的醫學中心，接受追蹤及治療。

文浩回去之後，並沒有再回來我的門診。很巧的是，在二〇一八年十二月，我們應「高雄市脊髓損傷者協會」的邀請，到高雄去舉行義診及衛教活動，在那裡我又遇到了文浩。這時的文浩看起來比以前更加蒼白，也更加虛弱。看起來與他在中心結訓時的情形完全不同。很顯然，他的身體一定出了狀況。

我看了一下他的眼瞼，有明顯貧血的現象。這種病人的貧血常常來自於腎功能變差，才會導致紅血球生成素不足。我幫他做了超音波掃描，發現文浩的兩邊腎臟果真都有非常厲害的水腫。雖然他並沒有反射亢進的現象，但是膀胱裡的殘尿很多，高達三百五十毫升。我問他：「這兩年到底發生了什麼事？」他說：「我都有依照您的指示，到附近的醫院接受定期檢查，不過醫生每次看了之後，問我會不會漏尿？就會開藥給我吃，沒有幫我驗尿或是檢查腎功能。」

這一次是因為協會舉辦義診活動，他才會在傷友的建議下，來找我檢查。我問他：「你有定時導尿嗎？」他說：「有啊！我每天都會導四到五次，每次導出來的尿，也都有三、四百毫升那麼多。」因為脹尿時並沒有反射過強的現象，所以，文浩一直覺得應該沒有問題，只要照這樣做就可以了。

沒想到這一次發現，兩側腎臟水腫得非常厲害，因此文浩在我的建議下又回到花蓮住院檢查。這次檢查起來，才發現原來文浩的腎功能已經變得很差，尿毒上升到四十五，肌酐酸也上升到三點九。我立刻幫他留置了導尿管，將尿液引流出來，同時進一步檢查他的膀胱功能。經過錄影尿動力學檢查才發現，原來文浩的膀胱已經攣縮。膀胱一開始灌注，壓力就逐漸上升，待灌到了一百毫升，膀胱內壓已經上升到四十公分水柱以上。這時尿道括約肌仍然緊閉著，如果繼續灌注到文浩平常導尿的三、四百毫升，恐怕他的膀胱內壓，都已經超過一百公分水柱了。

因為文浩下半身並沒有任何感覺，所以當膀胱脹尿時，並不會不舒服。也因為沒有尿液漏出來，所以膀胱持續處在高壓的狀態。殊不知這樣子的膀胱高壓，已經影響到他的腎功能。當膀胱脹尿時，腎臟的尿無法往下流，因此會積在腎臟裡面，久而久之就形成了腎水腫。因為腎臟內壓過高，腎臟裡面的腎絲球逐漸被破壞，進而產生慢性發炎，最後腎臟皮質變得薄弱，腎功能也就逐漸變差。

早期脊髓損傷患者常發生尿毒症

早期我們不知道脊髓損傷排尿處置的重要性時，很多因為脊髓受傷的病人，都是死於尿毒症，要不然就是因為反覆的尿路感染，而引發敗血症。後來醫師發現，只要將膀胱裡的尿液引流出來，降低膀胱壓力，就可以改善腎功能，挽救一個病人的健康。因此，要保護腎臟，就要有良好的膀胱引流，才能充分的降低膀胱內壓，讓腎臟不受到影響。

尿路動力學檢查時，並沒有發現文浩有膀胱輸尿管尿液逆流的現象。顯然他的兩側腎水腫是因為膀胱壓力過高，導致輸尿管進入膀胱的交接口受到壓迫而阻塞。我們幫他做了輸尿管鏡檢查，確定沒有明顯的狹窄，並且留置雙鉤導管，從腎盂一直到膀胱，讓他的腎臟能夠充分得到引流。

膀胱以及腎臟充分的引流一個月後，文浩的腎功能明顯的改善，尿毒降低到二十五，但是肌酐酸仍然還有二點七那麼高，腎絲球過濾率預估大約有三十一。本來我希望他的腎功能恢復到正常的範圍，就可以幫他進行「腸道膀胱擴大整形手術」，但是，現在文浩的腎絲球過濾率太低，如果要用小腸來做膀胱擴大的材料，恐怕這些存留在膀胱的尿液，還是會經由小腸的黏膜吸收進入體循環，然後再由腎臟過濾出來。

這樣會加重腎絲球的工作量，而且也會讓尿毒蓄積在身體裡，尿毒指數會逐漸上升，對於已經到達第二度或第三度的腎衰竭的病人來講，並不是一個合適的手術方式，所以我還是選擇繼續在他的膀胱注射肉毒桿菌素，並且教導他持續導尿。

肉毒桿菌素注射在膀胱裡，可以有效放鬆膀胱的肌肉，降低膀胱內壓。這樣文浩就不需要一直帶著導尿管引流尿液，可以經由頻繁的導尿，減少膀胱內壓，讓腎臟功能得到改善。可是治療了三個月，文浩再回來檢查，我們發現雖然腎臟水腫已經改善很多，但是他的腎功能還是沒有進步。所以我又建議他重新留置導尿管，讓膀胱得到充分的引流。如果導尿管放久一點之後，還能夠有效地改善腎功能，那時，我們再來考慮手術。

膀胱自行擴大整形手術

不過，又過了三個月，文浩的腎功能依舊沒有進步。顯然他的膀胱已經纖維化，無法利用注射肉毒桿菌素，而得到充分的改善。對於恢復腎臟的功能而言，治療膀胱似乎並沒有太大的進展。然而，文浩很希望不要一直留置導尿管，他想用自己的雙手定時導尿，這樣回到學校上課，也比較輕鬆自在。

為了達到這個目的，我幫他做了「膀胱自行擴大整形術」。這種膀胱擴大整形術並不需要用到小腸。因為膀胱是一個裡面有著一層黏膜的容器，黏膜的外面則包附著一層厚厚的肌肉。這些肌肉有很多肌肉纖維，由不同的方向編織而成，就像一個藤球一樣。當肌肉因為神經受傷而變成肥厚，主要是因為肌肉纖維之間的纖維化嚴重。如果肌肉層肥厚、攣縮，膀胱就會無法有效的擴張，所以脹尿時，內壓會上升，進而影響到腎臟。

「膀胱自行擴大整形手術」是利用手術將肌肉層剝開，但是留下黏膜層沒有破壞掉。當肌肉充分的剝開，並切除部分的肌肉層之後，膀胱就可以向外膨出。因為外面還有腹膜覆蓋著，所以並不會造成膀胱破裂，只要小心的手術，就可以有效的增加膀胱約兩倍以上的容量。

然而，我幫文浩動手術時，發現因為慢性發炎，他的肌肉層與黏膜之間有相當嚴重的沾黏，因此無法有效地將大部分的肌肉層全部剝離開。為了不讓膀胱黏膜破裂，導致以後更加嚴重的纖維化，我們只有把最外層的肌肉層剝開，所以膀胱擴大的效果也就不盡理想。

手術後，我們測試他的膀胱容量，在安全的壓力之下，膀胱容量可以逐漸增加到二百五十毫升，但是這樣的容量，並不足以讓文浩在一天做四到五次的導尿，而不影響到他的上課以及工作。

手術後，我還是幫他在剩餘的膀胱肌肉層上注射二百單位的肉毒桿菌素，希望藉著肉毒桿菌素的作用，讓一些沒有剝開的肌肉層，變得較為放鬆。如果膀胱容量增加一些，膀胱內壓降低一些，便能夠持續的自行導尿。這一次的治療，讓文浩在醫院裡又多住了一個星期，不過能夠擺脫導尿管自行導尿，對他來講，是一件相當快樂的事情！

一個月後，文浩又回來門診檢查，他的腎絲球過濾率上升到三十五點五，顯然這樣的治療對他是有幫助的，不過還是無法讓他的腎功能恢復到可以進行腸道膀胱擴大整形手術的程度。我建議文浩，白天可以自行導尿，到晚上睡覺時，最好留置導尿管，第二天再拔掉，讓他的膀胱能在睡覺時維持較低的壓力，也讓腎功能不要再變糟。定期的檢查是必須的，所以我建議他除了吃藥之外，每三個月一定要回來做檢查。

精確診斷，密集檢查

脊髓損傷病人產生的排尿障礙，其實非常複雜。不同部位受傷的病人會有不同的膀胱功能，以及尿道出口功能的變化。如果受傷的部位在薦髓以上，常見的是逼尿肌活性過強，同時會有尿道外括約肌共濟失調；受傷的部位在薦髓或是以下，則膀胱會失去收縮力，尿道外括約肌也會固定張力；而受傷的部位，如果是在胸髓第六節以上，或是在頸髓，則不只是膀胱和逼尿肌活性過強，有時連膀胱頸都會產生反射亢進，造成膀胱頸阻塞。

受傷的部位愈高，病人所產生的膀胱病變，乃至於腎臟功能受損的機會就愈大，發生的時間也愈短。但是受傷的部位較低，經過十年、二十年，仍然有可能會逐漸演變成膀胱攣縮。在纖維化的小膀胱內，膀胱內壓依然會上升，除非病人尿道括約肌鬆弛，尿自行外漏降壓，要不然持續增加的膀胱內壓會逐漸影響到腎功能，而造成腎水腫。

依據過去治療超過二千位的脊髓損傷病友的經驗，其實從受傷部位仍然很難判斷膀胱功能，以及腎功能的變化。所以最重要的是，必須要定期檢查泌尿系統狀況，愈是高位的脊髓損傷者，愈需要密集的檢查，至少每六個月就要檢查一次。而低位的脊髓損傷者，也要每年檢查一次。

檢查時，除了了解病人的尿路有無感染，以及腎功能是否正常，腎臟和膀胱的超音波檢查也是很重要的。如果病人同時有逼尿肌尿道外括約肌共濟失調的情形時，更應該立即進行錄影尿動力學檢查，了解他自行導尿時的安全膀胱容量是多少。因為病人的感覺不靈敏，因此，更安全的膀胱容量測定是很重要的。

有時候，有些病人同時發生膀胱輸尿管尿液逆流，因為膀胱的內壓，尿液更會往上流到腎臟，造成腎水腫。因此自行導尿的量，應該要更加的緊縮，否則原本以為安全的膀胱容量，其實已經出現嚴重的膀胱輸尿管尿液逆流。這樣對一個慢性脊髓損傷的病人來講，是很不安全的。

護腎，從良好的排尿處置開始

為了要照顧台灣五、六萬個脊髓損傷者的膀胱和腎臟，台灣泌尿科醫學會早在五年前就成立「全國脊髓損傷排尿照護網」，在全台灣各地都有優秀的年輕醫師參與照護的工作。我們在各地，也都安排了定期的義診及衛教活動，以及身體健康檢查。只要遇到有問題的病人就鼓勵他們能夠到醫院治療，並且定時的進行檢查。希望他們能夠好好的保護自己的腎臟，而要保護好腎臟，就要從良好的排尿處置做起。

像文浩這種在經過治療之後，沒有正確的排尿處置以及定期的檢查，就會導致膀胱攣縮，接著傷害到腎臟功能，步入不可逆的傷害，其實是很可惜的事情！不過因為文浩還年輕，身體器官的可塑性還很高，只要小心防止尿路感染，減少膀胱過度的脹尿，降低膀胱的壓力，腎臟還是有機會逐漸回到正常的機能。除此以外，經過這次治療後他有了一個較大的膀胱，可以讓他完成心願，擺脫導尿管，改用自行導尿來排空他的膀胱。

希望經由台灣眾多泌尿科醫師共同的努力，可以讓這些脊髓損傷者，都能有一個非常健康的泌尿系統和腎功能。

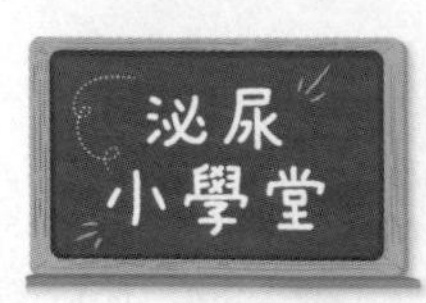

脊髓損傷者的排尿處置

脊髓損傷者的排尿處置之於患者的身體健康，乃至於生命安全，至關重要。在這個故事裡，我們學到了脊髓損傷者的膀胱，會快速的隨著時間萎縮。愈是高位的脊髓損傷，膀胱萎縮得愈快。不過，較低位的脊髓損傷者也會在長期的變化下，膀胱逐漸萎縮。因此，具有完全性脊髓損傷者的病患，一定要終身接受泌尿系統的追蹤檢查。而且愈高位的脊髓損傷者，定期檢查的時間更應該縮短。

治療方式

一般而言，如果膀胱的排尿壓力很高，或是腎臟已逐漸水腫、或是腎功能有輕微的受損，檢查時間應該以三個月為一期。在就診檢查前，病人要服用抗膽鹼藥物來放鬆膀胱、降低壓力，或是使用藥物來放鬆尿道括約肌，促進排尿的功能。間歇性導尿的時間，也應該依據醫師所做的尿路動力學檢查結果，在不傷害膀胱的壓力之下進行導尿。如果導尿的次數太過頻繁、膀胱壓力仍然太高，或是腎臟已經有逐漸惡化的現象時，就應該立即進行膀胱內肉毒桿菌素注射，或是直接做膀胱擴大整形手術。

從膀胱進行降壓的治療，可以有效地改善腎絲球過濾率，進而改善腎臟功能。由於很多脊髓損傷者在膀胱脹尿時並沒有感覺，有時也不會出現自主神經反射亢進的問題。因此常常忽略了膀胱內壓的上升，一直到腎臟功能受損到一個程度，才會因為有其他的症狀，而被醫師發現泌尿的問題。

當一個病人的腎功能已經降低到正常的百分之三十以下時，就不適合使用小腸來進行膀胱擴大整形手術，因為尿液會經由腸道再吸收回去，經由腎臟再過濾，反覆的過濾會造成惡性循環，使得腎功能更加的惡化，到最後還可能會造成慢性腎衰竭，需要洗腎。

對於腎功能不佳的病人而言，膀胱擴大整形手術是不適當的，不過我們還是可以使用膀胱自行擴大整形手術，將膀胱壁肌肉層剝開，只留下黏膜層，來增加膀胱的容量、減少膀胱的壓力，進而保護腎臟的功能。

改變自己 照亮別人

我告訴她，我有一個心願，
就是要幫台灣脊髓損傷者建立一個沒有排尿障礙的國度，
讓他們可以找到適當的醫生，有做最好的處置，
讓脊髓損傷者免於腎衰竭、反覆感染的困境。

火車送別成終身遺憾

一列高雄開往台北的火車即將啟動，車上的廣播響起，「本列車就要開了，請各位旅客趕快上車」。聽到了車上的廣播，珮琪趕緊把朋友的行李放到行李架上，匆匆忙忙的走到車門，準備下車。不料這時列車已經緩緩啟動，她趕緊把車門打開，用力往月台跳出去。

珮琪最要好的同學要北上唸書，珮琪去火車站送行，順便幫忙她把大型的行李拿到火車上。沒想到行李還沒放好，火車便已經啟動，珮琪急忙跳下了火車，但腳居然沒站穩，身體就傾斜地倒了下去。也不知道為什麼，她居然會往月台縫隙翻滾，整個人掉到月台下面。其實，她已經不太記得掉下去之後的場景，只覺得眼前一黑，醒過來時，已經是一個星期以後的事情了。

原來珮琪掉下去時，火車已經開動，月台與車輪之間僅有的間隙，剛好讓珮琪瘦小的身軀塞在裡面，而她的背部突出的胸椎第十一節、第十二節，就這樣被已經滾動的巨大車輪打了過去。雖然，火車在車站人員的制止下立刻停止，但是珮琪的脊椎已經受到嚴重的損傷。在醫院緊急做了兩、三次手術之後，總算穩定住了她的脊椎，並且矯正了身體上的一些骨折和皮肉之傷。不過，當珮琪醒來時，她發現在骨盆以下，已經完全沒有知覺。

窩居十八年

這個晴天霹靂的事故，當然讓珮琪痛不欲生！她經常撫摸著沒有知覺的大腿，看著日漸萎縮的小腿肌肉，心裡想：「怎麼辦？我才十八歲，以後的日子應該要怎麼樣過下去？」

剛從高職畢業的珮琪，還沒有開始真正的上班，本想在唸大學之後，好好的充實她的人生，但這場事故，奪去了她下半身的知覺和動能，也讓珮琪從此在家窩居了十八年。

珮琪在家裡排行老三，上面有一個哥哥、一個姐姐，下面還有一個弟弟。父母親撫育四個孩子，家境小康，一家人和樂融融的住在高雄市的一間公寓裡。珮琪受傷之後，在醫院裡完成骨骼重建手術，也開始接受一些基本的復健工作，包括移位、翻身，處理一些簡單的身邊事物等這些技能，之後就回到家裡。

對於一個脊髓損傷的病人來說，從完全正常的一個人，突然間掉入半身麻痺的黑暗世界，最難的是不知道該如何適應。大約有半年的時間，珮琪完全不知道她的人生要怎麼過，收到很多親戚、朋友、同學的慰問信，她看了看，卻完全不想回信。因為沒有人會知道，一個脊髓損傷的人，從天堂掉進地獄的心境改變，是何等的痛苦！任何的安慰話語，都是多餘的。她變得十分憂鬱、沮喪，飯也不想吃，整個人瘦到只有三十幾公斤。眼見下肢日益萎縮，動也不動，有時她甚至會偷偷用針去刺自己的大腿，居然刺到出血都沒有知覺，看著血慢慢的流出來，她的眼淚也跟著滑落。

這樣自虐似的行動，令她的父母親非常的難過，可是沒有人能夠幫她，他們只能在旁邊不停的鼓勵、用心的陪伴。哥哥、姐姐因為各有家庭，必須要在外奮鬥事業，也不能常常回家來陪她。倒是她的小弟，為了這個親愛的姊姊，在姊姊受傷之後，變得足不出戶，越來越宅，只要有時間，就會在家裡陪姊姊看電視、看小說，和她聊一些外面發生的事情。珮琪住在三樓的家裡，唯一對外能看到的就是窗外春、夏、秋、冬的變化。她連外面熙攘往來的車輛都不太想看，因為看到走路自如的人們以及來往的車輛，就想到自己的處境。怎麼辦呢？要怎麼樣過下去，成為珮琪每天問自己的唯一的問題。

時間過得很快，轉眼珮琪在家裡就躲了十八年。從十八歲受傷開始，到三十六歲，除了到醫院檢查身體，以及發燒去醫院住院治療之外，她從來沒有出去過。她也不想在家人的陪同下，到海邊或是愛河邊走走，對她來講，那些都是於事無補的心情調劑。

除了下肢無法動彈之外，珮琪發現她從受傷開始，小便根本就控制不住。她包著尿布，膀胱脹尿或是漏尿都沒有感覺，時間一到，用手摸摸尿布裡濕了一大塊，有時候還有一堆大便。處理大小便是脊髓損傷的病人最難的課題，除非有人在旁邊協助，要不然自己要能夠處理大小便，沖洗下體，更換尿布，對他們來講，根本比登天還難。

還好珮琪的媽媽沒有上班，所以大部分時間都在家裡陪她、照顧她。媽媽也是急著到處求神問卜，或是尋找名醫，希望能夠幫助這個小孩子獨立自主，並且擺脫掉尿屎失禁的困擾。

台灣脊髓損傷者協會探訪重啟人生

就在珮琪三十六歲生日過後沒多久，有一天家裡門鈴響起，媽媽前去開門，發現門外居然是兩位坐著輪椅的年輕人。他們搭著電梯上來，按了電鈴，媽媽感到奇怪地問他們：「你們是珮琪的朋友嗎？」兩位坐著輪椅的年輕人跟珮琪媽媽說：「不是的，我們是高雄脊髓損傷協會來探望薛珮琪的。」這一聲門鈴，這一個訪視，改變了珮琪後半生的生活，也讓她的人生開始從黑暗走向光明。

其實「台灣脊髓損傷者協會」早在三十五年前，在一群熱心的脊髓損傷者奔走之下，陸續的在一些大城市成立。當時台灣有相當多的脊髓損傷者並沒有很好的醫療以及職訓方面的訓練場所，花蓮慈濟醫院在一九八六年啟用之後，有相當多的脊髓損傷者住院治療，因此在醫院裡成立了「脊髓損傷關懷協會」，由有資歷的脊髓損傷者去探視新進的傷友，鼓勵他們勇敢站起來，並且在復健的過程中給予陪伴跟指導。這些陪伴和訓練讓他們知道，這個世界上不是他們最悲慘，還有比他們生活更不好、處境更艱難的傷友。

前輩們的鼓勵陪伴他們走過生命中最黑暗的時期。這些脊髓損傷者，後來在桃園八德大圳旁邊的一塊土地，蓋了一些簡單的房舍，成立了「台灣脊髓損傷庇護中心」。我也是當年一起協助興建的人之一。

當初我們從花蓮以及台灣各縣市，同步舉行義賣活動。我帶著家人，在花蓮街頭義賣原子筆，陪著脊髓損傷者共同募到了一些款項，才能夠在桃園興建庇護中心。那段在全台街頭上義賣原子筆的往事，現在回想起來，還是許多脊髓損傷者津津樂道的回憶。

經由脊髓損傷者協會的聯絡，慢慢的，各縣市的協會也相繼成立，而他們也開始尋找在該縣市裡的脊髓損傷的傷友，並藉著傷友的聯繫，鼓勵他們能夠走出黑暗的角落，開始訓練自己獨立生活，甚至學習如何進入職場，把自己的能力貢獻給社會。

走出自己的路

珮琪就是在這兩位傷友親切的訪談之後，才發現自己躲在家裡陰暗的房間裡自怨自艾，居然虛度了十八年的青春歲月。眼前的兩位坐著輪椅的年輕人同樣是脊髓損傷的傷友，卻如此積極的面對他們身體的殘缺，甚至可以協助其他傷友走出黑暗。這對珮琪來講是一個相當大的震撼，她體會到自己過去錯誤的觀念以及虛度的歲月多麼可惜，從此，珮琪決定要趕快走出自己的路。

珮琪從一個非常軟弱的女孩，蛻變成堅強的女人。這兩位傷友的介紹下，珮琪報名參加了脊髓損傷庇護中心的訓練班。那時的訓練班每一期是三個月，學員必須繳費來負擔生活上的費用，而且到訓練班的學員們必須獨自一個人在那裡生活，家屬不可以陪同。在庇護中心裡，一些受傷已經五年以上的資深傷友，會協助她如何慢慢的學習自己生活、料理一切生活瑣事。舉凡上下輪椅、移位到床上、更換衣服、更換尿布、沖洗下體、洗澡、洗衣服、摺棉被、自行導尿等，屬於自己應該處理的生活事物，在庇護中心裡都有人耐心教導。

每一個到庇護中心的傷友，初期總是在夜裡啜泣著。對他們來講，受傷之後一直都待在家裡，有家人或是看護從旁陪伴與照護。如今來到這個庇護中心，跟一群同樣是脊髓損傷的傷友一起生活，自己卻要從頭料理起，想到傷心處，總是淚流滿面。也有些人忍不住，幾天後就想要退訓回家。

但是庇護中心的幹部永遠會鼓勵他們：「要走出來，就一定要經過這一次的磨練，這是我們脊傷者身心最大的一次考驗。在受傷之後，我們曾經痛不欲生，以為生命就此為終點，但是事實上，只要把自己訓練好了，我們還是可以很有尊嚴的過著美好的日子。甚至我們可以學習打電腦、學習製圖，要學習簡單的技能，也可以做接線的工作，沒有不可能的事情。」

在庇護中心裡，珮琪看到有人四肢全癱，卻可以用嘴巴含著畫筆，畫出美麗的風景畫，有人坐著輪椅打乒乓球，有些人甚至可以做重訓的運動，射箭、打籃球，在陽光下盡情享受人生。珮琪被告知：「雖然下半身不能動，但是我們還有手，還有眼睛、耳朵以及嘴巴，我們可以做的事情還是很多。」於是她咬緊牙關，撐過了第一個月。雖然非常辛苦，但是她臉上開始露出笑容，可以很樂觀的面對過去的傷痛，與其他的傷友分享她受傷前後的種種經歷。

眼看三個月的訓練期即將屆滿，珮琪也已經把自己準備好了，可以回家開始不同的人生。就在他們結訓前兩個星期，珮琪遇到我。其實從脊髓損傷庇護中心啟用開始，我就應邀在每一期學員結訓之前，帶著超音波以及助理們，到庇護中心幫他們做身體檢查，同時教導他們正確的泌尿系統排尿處置的觀念。如果發現他們有泌尿系統的問題，我會協助他們解決。

有些傷友有尿路感染，有些會有腎臟水腫，有些則有相當嚴重的膀胱萎縮，或是尿失禁，這些問題都可以一一幫他們安排住院手術，或是治療。當我看到珮琪時，發現這個女孩很瘦小，臉色蒼白，但是眼睛炯炯有神，講話非常犀利。我幫她做了檢查，發現她的膀胱萎縮得非常厲害，漏尿漏得很嚴重，兩邊的腎臟嚴重水腫。我問她說：「妳以前有經常發燒、腰痛嗎？」她點點頭。對她來講，在這十八年的脊髓損傷生涯中，發燒、腰痛、小便出血，已經是常態，並沒什麼特別值得注意的事。她只要多喝水、吃抗生素，或是到醫院打針，就可以解決。

可是，我發現珮琪有明顯的貧血，身上感覺出尿毒上升的味道。因此我告訴她說：「妳的狀況非常不好，有尿路感染、腎水腫，最大的問題應該就出在妳的膀胱上。」因此我建議她在結訓之後，不妨到花蓮做進一步的檢查跟治療，珮琪點點頭。

可禁尿式尿改流治療膀胱萎縮

結訓之後，珮琪在媽媽的陪同下，依約來到了花蓮慈濟醫院。經過檢查之後，我確定珮琪的問題是因為她的胸椎骨折，導致脊髓受傷，使得膀胱產生強烈的收縮跟萎縮，尿道括約肌也有共濟失調的現象。她的膀胱壓力極高，導致兩側的膀胱輸尿管尿液逆流及腎水腫，再加上反覆的尿路感染，所以腎功能嚴重受損，膀胱內壓過高，也會使得珮琪經常產生尿失禁。

我跟她說：「根據檢查結果，妳的膀胱應該已經萎縮，但是壓力又過高，所以膀胱必須要擴大、減壓、增加容量，才能改善妳的排尿問題。同時因為兩邊有嚴重的輸尿管尿液逆流，在做膀胱擴大整形手術時，可能同時需要做兩側的輸尿管重建。手術後妳的膀胱容量可以增加到五、六百毫升，但是不會漏尿，妳可以用自行導尿的方式，每天導個五次，然後就可以擺脫紙尿布，甚至不會有尿路感染的問題。」

珮琪相信我幫她做檢查後的處置，也接受了我建議的手術。手術的方式是可禁尿式尿改流，我們用腸道做成一個不會漏尿的尿袋，將兩邊的輸尿管接到新的膀胱上面。可禁尿式尿改流就是使用袋子的末端腸道，做成一個尿不失禁的裝置，然後接在下腹部，造成一個小腸造口，讓膀胱脹尿時，尿不會外漏。但是脹尿時會有腹脹，因此病人可以學習使用自行導尿，在各種姿勢之下，從下腹部進行導尿。

這樣的好處是讓病人的膀胱容量增加，導尿可以在坐姿之下進行，不需要移位到廁所或床上。而且因為不會有尿液經過膀胱，因此下體可以保持乾燥，不會有尿液外漏，造成濕疹或是黴菌感染的問題。這種手術方式，在三十年前相當流行，但是近年來由於肉毒桿菌素的發展，可以有效地改善膀胱的容量、減少尿失禁的問題，因此只會使用在少數的女性脊髓損傷者身上。

沒有排尿障礙的國度

手術後一個月，我們拔掉珮琪身上的導尿管，教導她自行導尿。她終於可以擺脫導尿管，而且腎臟水腫也逐漸消失，尿路感染得到控制，身上乾爽舒適。只要包著紙尿布，防止大便失禁，尿液的問題幾乎不會再困擾她。住院期間，我每天看她兩、三次，有時也會跟她聊一下脊髓損傷者在台灣的處境。

我告訴她，我有一個心願，就是要幫台灣脊髓損傷者建立一個沒有排尿障礙的國度。讓他們可以找到適當的醫生，可以幫他們做最好的處置，也可以讓脊髓損傷者免於腎衰竭、反覆感染的困境。

那時，我剛好申請到衛生署的三年期研究計畫，計畫中要為脊髓損傷排尿障礙做積極處置。我問珮琪：「妳有沒有興趣來當我的助理？妳可以當助理，幫我安排全台灣各縣市的巡迴義診，同時現身說法，或許經由我們的合作，我們可以改變台灣脊髓損傷者的排尿處置。」

珮琪對我這樣的建議，覺得非常驚訝！因為她從高商畢業之後，還沒有就業過。她不會打電腦，英文也不太懂，她很擔心自己無法勝任。但我告訴她，只要願意好好的學，我相信一定可以把事情做得很好。

出院之後，珮琪回家整理了一些東西，也告訴家人這個好消息。爸爸、媽媽，都為她能夠在經過庇護中心的訓練之後，有了健康的身體，還能找到這麼好的工作而高興。因此，媽媽陪她到花蓮來安置，租了房子，開始了在花蓮的工作及生活。

珮琪的工作非常認真，也是一個非常積極向上的人。她分享著自己的親身體驗，同時跟各縣市的脊髓損傷協會的傷友們建立了很好的關係。從整理名單、安排義診，直到隨同我坐著飛機，我們從北到南巡迴，在各地安排義診。我們經常早上搭飛機到台中或是高雄，匆匆忙忙做完義診之後，再帶著尿液以及超音波，搭飛機返回花蓮。那時花蓮到台中、台北、高雄，甚至台南、嘉義，都有飛機，非常方便，所以可以利用週六或是週日，當天往返。雖然非常辛苦，但是回來時，我們總是有滿滿的收穫。

我們在兩年半的時間裡，巡迴了台灣各縣市協會，舉辦了大約三十場的義診活動。在三十場義診中，我們也發現了很多脊髓損傷者，患有腎水腫、萎縮性膀胱、不正常的尿失禁、以及反覆性的尿路感染等種種的泌尿系統併發症，我們也一一的安排他們回來花蓮慈濟醫院做檢查，以及做一些排尿處置方面的處理。

泌尿系統的守護者

對於全台灣脊髓損傷者而言，「郭醫師」已成為他們泌尿系統的守護者。由於那時還沒有發展肉毒桿菌素，所以很多問題還是用手術處理。我們也因此做了很多膀胱擴大整形術，或者是尿液改流的手術，幫助這些病人遠離尿路感染、腎衰竭，以及尿失禁的痛苦。

後來，珮琪因為父親往生，媽媽又罹癌，結束了助理的工作，回到高雄。她回到高雄之後，就像她以前在花蓮期間一樣，積極加入高雄的脊髓損傷者協會，協助高雄市的脊髓損傷者，訪視及安排義診，繼續她服務脊髓損傷者的使命。她後來也在高雄圓山飯店擔任總機，一直做到退休。

這些年來，珮琪學會了開車、自己可以開著車到處去旅行，只要把輪椅擺放到車上，就能開車到各地去，完全不用靠別人，她還可以載著朋友們一起旅遊。她的人生燦爛而充滿鬥志，可以為許多脊髓損傷的人服務。對許多人而言，她彷彿神力女超人，自在的生活和幫助他人。我有時到高雄演講、開會，也會跟她碰面。看著她暢談她的生活以及工作，心裡真的是為她高興。這一群脊髓損傷者，因為他們的互相協助，讓大家攜手走過黑暗，走出自己的一片天。

算一算，距離珮琪受傷，至今已經四十年了。她雖然虛耗了前面的十八年，但是很認真的過著她後段的二十二年，把自己奉獻給脊髓損傷的社會，也積極的鼓勵了許多脊髓損傷者，讓人們激發潛能，成為一個可以生活自理、貢獻社會的人。

泌尿小學堂

可禁尿式尿改流

「可禁尿式尿改流」是目前針對女性脊髓損傷者較常用的手術。脊髓損傷者的排尿障礙處置方法有很多種，除了膀胱內注射肉毒桿菌素可以降低膀胱壓力、增加膀胱容量之外，膀胱擴大整形手術也可以使用腸道來增加膀胱的容量，做徹底的解決。

但是對於女性的脊髓損傷者，有時膀胱萎縮的程度非常嚴重，同時尿道外括約肌也有明顯的鬆弛。為了要解決病人的兩側腎臟水腫，膀胱擴大整形手術有時候並不能夠讓病人得到足夠的禁尿能力。而且女性病人下肢全癱時，要進行自行導尿，有時並不是那麼方便。由於導尿的不方便，也會導致膀胱過度的脹尿，因而產生反覆性的腎盂腎炎。

治療方式

對於這種情形，可以考慮使用可禁尿式尿改流。大部分的病人都可以使用膀胱擴大整形手術，直接由原來的膀胱及尿道，來達成膀胱儲尿及排尿的工作。

可禁尿式尿改流雖然理論上非常好，但是在手術後的照護，也相當的複雜。病人有時還需要克服體型的改變，因為導尿的腸造口，會經由腹壁扭曲擠壓，造成導尿的不便。因此，有些人在一段時間的自行導尿之後，會自己改為留置導尿管，然後將導尿管用塞子塞起來，等到脹尿時再將塞子拿開，將尿引流出來。這也是一種替代性的方法。

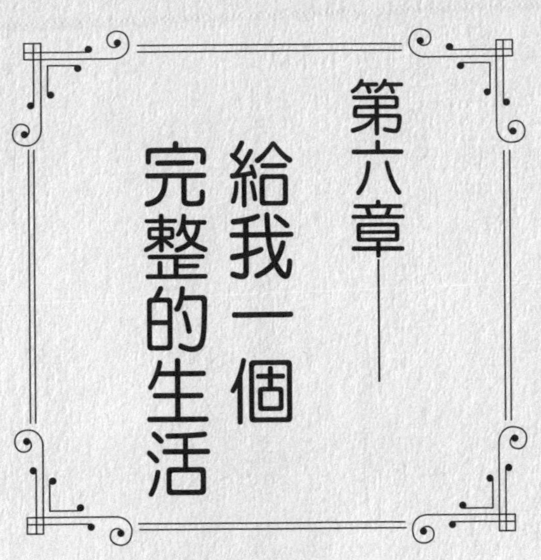

第六章——給我一個完整的生活

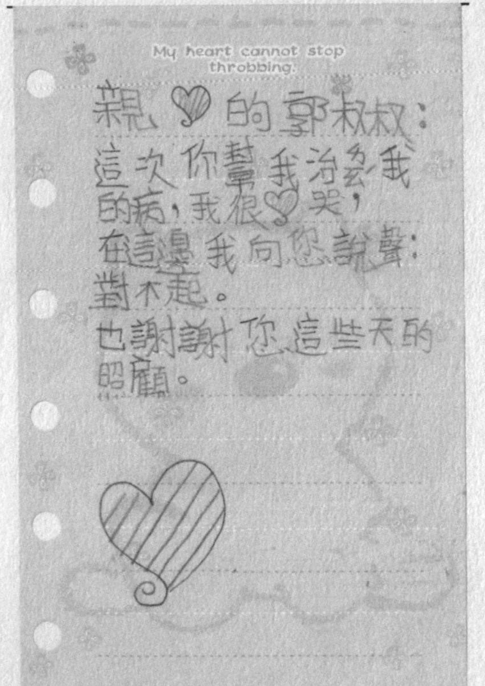

My heart cannot stop throbbing.

親♡的郭叔叔：
這次你幫我治好我的病，我很♡哭，
在這邊我向您說聲：
對不起。
也謝謝您這些天的照顧。

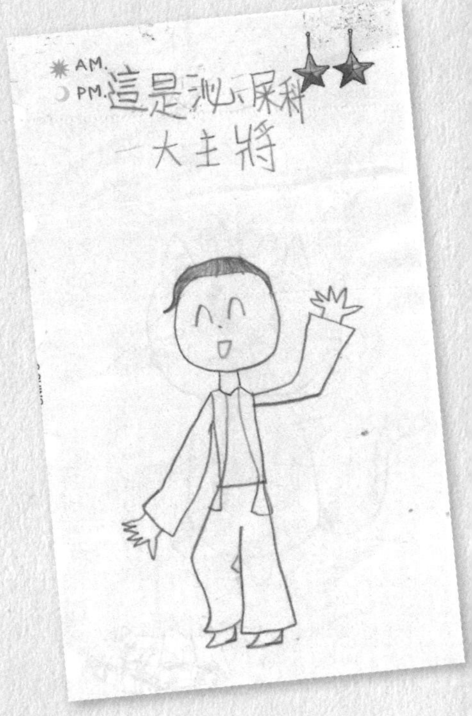

我真的很想把妳治好

看著淚流滿面的婧琪，我告訴她：

「日子總要過下去！不要覺得人生到這裡就是末路，只要把身體照顧好，跟醫生好好配合，妳還是可以有很好的人生。」

手機鈴聲響起，是泌尿科值班醫師打來的電話。他告訴我，有一位在急診的女孩正在發高燒、腰部感到疼痛，問我要不要收住院？我問了病人的名字，原來是婧琪，她又來急診了。我連忙把她收進了泌尿科病房，囑咐值班醫師放置導尿管，打點滴抗生素，幫她治療急性腎盂腎炎。

這是婧琪今年第三次來急診住院，每次她發高燒、腰痛，就會趕忙從台北坐車回花蓮，然後到醫院來急診。四年來，她過著反覆腎臟發炎的日子，已經過了四年。婧琪在門診問我說：「郭醫師，這樣的日子，還要過多久才能結束？」我搖搖頭告訴她：「說實在的，我也不知道，但是我們一起努力，一定能把妳的病情控制好。」

婧琪二十七歲，她在二〇一五年被診斷出子宮頸癌。由於癌組織較大，不適合局部切除，於是她接受了「達文西根除性子宮全切除手術」，同時做了兩側輸卵管及卵巢切除，合併骨盆腔淋巴腺摘除手術。這是婦癌最大的手術，會將骨盆腔裡可能存在的癌組織以及淋巴結全部清除掉。因為屬於大型的手術，所以可能會造成較大的出血，以及骨盆腔神經節的傷害。因此手術後，病人常常會有膀胱無收縮力或是尿道鬆弛等泌尿系統的併發症。

我在當住院醫師的時期，曾經與台大醫院婦癌教授合作，研究這些病人手術後排尿功能變化的情形。其實只要經過根除性手術，神經或多或少會受損，導致病人手術後膀胱沒有知覺，且失去收縮力。有一些病人還會因為尿道鬆弛而產生尿失禁，部分的病人也會因為膀胱變為低適應性，所以脹尿時膀胱內壓上升，而導致腎臟水腫，並產生反覆性的膀胱發炎及尿失禁。泌尿科醫師經常會碰到這一類被轉介來治療的病人，可是婧琪的情況並不只如此，她還有更嚴重的手術併發症。

婦科手術造成膀胱陰道瘻管

當婧琪被轉介來我的門診時，已經是她接受根除性手術之後三個月的事情了。她來到我門診時包著尿布，尿布濕得很厲害。左邊的腰有點不舒服，她才從婦產科病房出院沒多久，就因為發燒又回到急診，檢查出腎臟水腫後，被轉介到我這邊來接受進一步的治療。

我替她做了詳細的檢查，發現雖然她的尿道可以解小便，可是大約有一半的尿，是從陰道流出來的。做了膀胱鏡檢查後，並沒有發現膀胱陰道瘻管，很顯然，她的尿液應該是從左邊輸尿管連著陰道形成的瘻管流了出來。因為瘻管形成之後，會逐漸狹窄，因此左邊腎臟也呈現腎水腫。陰道裡的細菌進到腎臟中，更會造成急性腎盂腎炎，這也是婧琪必須來醫院急診治療的主要原因。

婦癌手術經常造成泌尿系統的併發症，其中最常見的是膀胱陰道瘻管。為了把子宮頸做根除性切除，必須要切到陰道上三分之一段。而陰道的前方，就是膀胱底部，這裡如果沾黏得比較厲害，或是癌組織較多，醫師為了將癌組織清除乾淨，可能會切除較多的陰道，因而傷到膀胱。或是因為局部的大量出血，必須將持續出血的地方做大針的縫合。在縫合時，常常會縫到膀胱壁，而這個傷口在日後血液循環不足，組織慢慢壞死之後，就容易形成膀胱陰道的瘻管。瘻管可大可小，小的話可能自己會癒合，較大的瘻管就會讓膀胱的尿液由陰道全部流出來。有時甚至膀胱放導尿管，也沒有辦法引流尿液，造成極大的痛苦！

另外一個常見的就是輸尿管受傷。手術過程中為了要清除骨盆腔淋巴腺，必須大量清除兩側的骨盆腔結締組織。這些結締組織有時包著輸尿管，一個不小心沒有分好，就可能將輸尿管整個結紮起來或是切斷。等到手術之後，病人出現腰痛、腎臟水腫，才知道是輸尿管被綁住，必須趕緊再度手術，將輸尿管重新接通，或是直接種到膀胱上面。

婧琪的輸尿管與陰道被縫在一起，則是比較少見的狀況。因為局部出血造成視野不清，因此為了充分止血，醫師夾到出血點，然後用大針縫合。縫好之後，不知道裡面已有部分的輸尿管，所以一部分的下段輸尿管，可能跟陰道壁縫在一起。大約一個星期之後，組織就開始壞死，瘻管便會形成。

輸尿管的尿液源源不絕的由腎臟流下來，造成瘻管慢慢擴大，最後輸尿管尿液便會完全從陰道流出來。剛開始，醫師以為這些尿液是腹腔的淋巴液或是腹水流出來，但是經過化驗發現成分是尿，此時就必須趕快處理瘻管的問題。

但是婧琪發現陰道流出來的液體是尿液時，已經是手術後一個半月了。這時不能夠急著做手術，而是要等到傷口穩定之後，再做進一步的治療。還好婧琪的腎臟並沒有水腫，因此輸尿管沒有造成阻塞，所以急性腎盂腎炎在手術後兩個月才開始發生。

輸尿管重植手術

確診後，我們幫婧琪做了「輸尿管重植手術」，將輸尿管找出來，然後接到膀胱上面去。手術順利，婧琪的陰道不再有尿液漏出來。但是拔掉尿管後婧琪的排尿還是有問題，顯然根治性子宮頸癌手術切除淋巴腺之後，已造成她的膀胱神經受損。從此，她的膀胱變得沒有感覺，也沒有收縮力。

不過，由於她的尿道比較鬆，所以還可以使用腹壓排空大部分的尿液。有時她不知道膀胱有沒有尿，所以尿只解一點點就結束了，然而可能還有一、二百毫升的殘尿遺留。發現了這個問題後，我便幫婧琪安排了錄影尿動力學檢查。檢查結果正如我所料，她的膀胱逼尿肌沒有收縮力。

不過，做完「輸尿管重植手術」之後，婧琪的腎臟水腫已經消除。雖然她的膀胱沒有收縮力，但還是可以有效地用腹壓來解小便。只不過使用腹壓來排尿，必須要用極大的腹壓，才能夠克服膀胱出口的阻力。如此高的壓力，卻會使得尿液順著重植的輸尿管往上逆流。

排尿是一個很精細的動作。膀胱收縮時，膀胱頸及尿道括約肌必須要充分的放鬆，才能讓膀胱出口形成漏斗狀的開放，然後尿液才會源源不絕的向外流出。在正常的排尿動作中，當膀胱頸打開，尿道括約肌放鬆時，同時也會關閉輸尿管跟膀胱的交接口，使得尿液不會往上流。但是婧琪的輸尿管已經接受過重建手術，因此輸尿管與膀胱間的交接口，並不像正常的人一樣，會在排尿時關閉，反而會因為她使用腹壓，同時膀胱出口維持固定的張力，而讓較高的腹壓將尿液往上傳，形成了膀胱輸尿管尿液逆流。

尿液的逆流會導致膀胱內的細菌被送到上面的腎盂裡，只要膀胱內的細菌較多，或是婧琪的身體較差時，就可能會形成急性腎盂腎炎。要徹底的解決反覆性的急性腎盂腎炎，必須要先從降低排尿壓力，或是減少膀胱出口阻力著手。

經過了錄影尿動力學的確定診斷，而且婧琪的腎臟發炎改善了之後，我們便開始使用藥物來放鬆她的膀胱頸，以及尿道括約肌的張力。同時也給她長期的抗菌藥物，來改善她泌尿系統裡的細菌菌落數。

雖然如此，婧琪還是每兩、三個月就會發生一次腎盂腎炎。每次發生時，她就會發高燒、有明顯的腰痛，甚至會出現血尿，必須住院接受導尿以及抗生素的治療。其實，反覆性的膀胱發炎及腎盂腎炎，常常是來自於膀胱的抵抗力不夠。因為神經受損，會使得膀胱的支配神經受到影響，因此原來膀胱應該有的屏障功能也會受到影響。只要細菌在膀胱裡面存留較久，可能就會侵入膀胱壁而形成膀胱發炎。再加上她有膀胱輸尿管尿液逆流，細菌就會跑到腎臟而產生急性腎盂腎炎。

縱然有長時間的抗生素治療，有時也無法避免這些細菌的入侵。雖然我們在做錄影尿動力學檢查時，她看著自己的膀胱，可以用力的排到最乾淨。但是在實際生活上，由於膀胱缺乏正確的感覺，所以她常常在用力解掉一部分尿液之後，就停止解尿。因為她無法感覺到膀胱裡到底還有沒有殘餘的尿液。因此細菌存留在膀胱裡，久而久之，就會再度產生急性發炎。

為了解決她的輸尿管尿液逆流，我們採用較為保守的方法，在她輸尿管的開口注射藥物，增加輸尿管膀胱交接口的阻力，使得膀胱在用力解小便時較不會產生逆流。手術後，雖然有一段時間，婧琪的腎盂腎炎發作次數確實減少了很多，但因為她還是需要繼續用腹壓來排尿，所以終究沒有辦法改善她的逆流，還是有低度的逆流發生。而反覆性的腎盂腎炎，也還是繼續存在著。

這個現象讓我們十分頭痛！既然注射的方式無法改善她的尿液逆流，下一個步驟我們決定直接解決她膀胱出口阻力的問題，只要膀胱出口阻力減少，排尿時就可以用比較小的腹壓將尿液排空。或許讓她的殘尿減少，便可以減少細菌感染發生的機會。

這樣的處置，確實是治療膀胱缺乏收縮力，而且有反覆性膀胱發炎病人的好方法，但是我們還是希望婧琪能夠定時排尿，而且每次解小便時，一定要確實將膀胱裡的尿解到最乾淨。其實我們也勸過婧琪，是否要學習自行導尿。只要每天定時導尿四、五次，就不需要用腹壓來排尿。如此一來，她也比較不會因為膀胱尿液逆流而發生腎盂腎炎。

拒絕積極處置，反覆腎盂腎炎

但是婧琪個性非常頑固，她一直覺得為什麼會在子宮頸癌手術之後變成這個樣子？她無法接受這種結果，也拒絕我們的建議，使用比較不方便的自行導尿。她告訴我說：「既然我都可以小便，為什麼還要叫我導尿？就算我不導尿，自己解小便不是就可以嗎？」所以，雖然她學會了自行導尿的方法，但是她很少這樣子做。也因為如此，在往後的兩年，婧琪還是經常住院以治療她的急性腎盂腎炎。

我曾經建議婧琪接受「膀胱頸切開手術」來降低她膀胱出口的阻力，但她不太願意，只希望能夠用比較簡單的方法。因此我也試過在尿道外括約肌幫她注射肉毒桿菌素來放鬆尿道肌肉的張力，但是這種注射，通常是對於具有神經的尿道肌肉比較有效，婧琪的尿道肌肉已經失去神經的支配，注射肉毒桿菌素效果會比較差。

肉毒桿菌素的作用是在神經的末梢，如果神經分布正常，肉毒桿菌素便可以有效地減少神經傳遞物質的釋放，進而讓肌肉鬆弛。但當一塊肌肉沒有足夠的神經支配，肉毒桿菌素的作用就較不足，因此並不能夠有效地減少她的尿道阻力。另外，注射肉毒桿菌素在尿道括約肌上，如果她的膀胱頸還是很緊，那即使尿道外括約肌放鬆，也是徒勞無功。最終還是要將膀胱頸切開，才能讓膀胱出口形成一個漏斗狀，而在小便時，能夠有效地撐開膀胱出口，讓尿解得比較乾淨。

經過了多次的急性腎盂腎炎之後，她在子宮頸癌手術後三年，終於接受了膀胱頸切開手術。手術之後，婧琪的排尿變得比較順暢，小便解得幾乎沒有任何殘尿，腎臟水腫也已經消失了。但是有時候，膀胱還是因為沒有感覺而有較多的殘尿，因此我囑咐婧琪一定要定時排尿。

婧琪後來到台北上班，她不太喜歡留在花蓮，總覺得花蓮不是年輕人應該待著的地方。她告訴我說：「我還年輕，我希望能夠到台北闖一闖，我不想在花蓮到老。」雖然如此，我還是建議她：「只要有回花蓮，就應該回來門診檢查。因為在台北，醫師不了解妳的下尿路功能，如果妳到急診，他們也只能開抗生素給妳吃。其實妳的問題並不是那麼複雜，只要妳能夠定時排尿，每次用力解小便，定時吃藥，妳的泌尿系統，還是慢慢會改善的。」

膀胱發炎會導致腎盂腎炎，而造成膀胱發炎有很多原因，除了年紀老化、荷爾蒙不足之外，可能還是因為膀胱表皮的屏障功能受損，因此細菌容易侵入膀胱壁。另外，就是有排尿功能的問題，因為膀胱過動、膀胱出口阻塞或是膀胱缺乏感覺，都會使得膀胱表皮較不健康。當細菌侵入時容易產生急性膀胱發炎，因此對於有反覆性膀胱發炎的病人，我們通常要做詳細的泌尿系統，尤其是排尿功能的檢查。只要發現不正常，就要好好的用藥物或是手術加以治療，才能避免反覆的膀胱發炎產生。

配合醫囑，積極面對人生

最近一年，婧琪泌尿系統發炎的次數減少很多，有時偶爾膀胱發炎，她也可以馬上服用抗生素緩解。最近一次，婧琪回到我的門診，神情非常沮喪。她問我說：「郭醫師，為什麼我在子宮頸癌手術之後會變成這樣子？我現在沒有子宮、沒有卵巢，已經沒有生育能力，膀胱卻仍舊反覆發炎、腎臟發炎。我現在才不到三十歲，我很擔心我以後的人生要怎麼過下去！我不敢交男朋友、不敢結婚，因為我不能生孩子，我有時甚至還會懷疑未來的人生還有什麼意義，你能夠告訴我嗎？」

我能夠告訴婧琪什麼呢？每一種大的癌症手術，總是難免會產生一些併發症。這些併發症發生在婧琪身上，真是非常的不幸！先是輸尿管與陰道形成瘻管，治療好之後，她的膀胱發炎又讓她經常需要住院治療。一個年輕的女孩無法像同年紀的女性一樣正常的工作，盡情的玩樂，她必須不時注意到膀胱脹了沒有？下一次小便會在什麼時候？甚至有時會擔心膀胱過脹，引起急性腎盂腎炎，隨時要從皮包裡面拿抗生素出來吃，過著提心吊膽的生活。而這些困擾的源頭，都是來自於一個有併發症的手術。

婧琪經常怨天尤人，也不太想要回到花蓮面對她的家人。一看到家人，她就會想到這幾年不幸的遭遇，以及痛苦的生活。看著淚流滿面的婧琪，我不禁陷入深思，但是我告訴她：「日子總要過下去！不要常常覺得人生到這裡就是末路，只要把身體照顧好，跟醫生好好配合，妳還是可以有很好的人生。我們一起努力，重新打造一個美好的未來吧！」

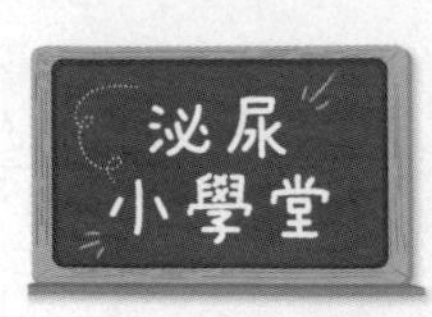

根治性子宮頸癌手術後的泌尿系統併發症

「根治性子宮頸癌手術」必須將子宮頸以及上段陰道切除，同時清除兩邊的淋巴腺，清除的過程中常常會造成泌尿系統的神經受損，使得病人產生膀胱感覺以及收縮上的障礙，有時膀胱會逐漸萎縮。由於腫瘤侵犯的程度太大，醫師在手術時，有時候會不小心地將輸尿管綁到，或是縫合到陰道壁上，因此手術後，少數病人會形成輸尿管陰道瘻管，造成尿液從陰道流出來的後遺症。

當確定診斷後，便必須將輸尿管找出來，重新接到膀胱上面去，但是因為病人的膀胱神經已經受損，膀胱脹尿時沒有感覺而且無法收縮，所以必須使用腹壓來排尿。時日一久，腹壓排尿會導致輸尿管接到膀胱上的抗逆流裝置失效，造成膀胱輸尿管尿液逆流以及反覆性的腎盂腎炎。

治療方式

對於這樣的問題，治療上首重病人定時的排尿，按照一定的時間，在膀胱不過脹的情形下排尿，便可以減少膀胱內壓過高，以及排尿時候高度的輸尿管尿液逆流。然而，因為手術後很多病人的膀胱並沒有感覺，因此經常產生膀胱過脹的問題。

如果病人的尿道較鬆，過脹的膀胱可能會導致尿液外漏，因此他也會察覺到問題而去排尿；但如果病人的尿道很緊，必須要用較高的腹壓排尿，脹尿時也不會漏尿，當膀胱過脹時，就可能會造成尿液逆流以及反覆的腎盂腎炎。所以在處理上必須在行為治療以及藥物治療上同時著手。當然，我們有時也可以使用膀胱頸切開術，讓尿道較鬆，使病人可以在較小的容量下就去排尿，不至於讓反覆的細菌感染發生，而導致腎功能的受損。

推著輪椅的老父親

我看著這個六十八歲的爸爸，帶著一個四十二歲的兒子——腦部重殘、無法言語、又經常尿路感染。但是在他的心中，這個孩子依然是他的最愛。

西元二〇〇一年八月，我收到神經科的一個照會通知，對象是一個三十九歲的男病人。他因為後天性的腦缺氧病變產生舞蹈症，這一次是因為發高燒前來急診。收住院之後，才發現到他有腎水腫以及排尿困難。

病人已經是成人了，但是因為出生時，極度缺氧導致小腦病變，以及大腦退化，因而產生一種特殊的神經性病變，稱之為「舞蹈症」。他的四肢不聽使喚，經常出現一些無法抑制的動作，遠遠看來，像是一個人在跳舞一樣。因為他本身肢體無法控制，腦部又有智力退化的現象，因此從小就需要他人全日的照護。

小時候他偶爾會有尿路感染、急性腎臟發炎，但通常住院幾天，使用抗生素治療之後，就會得到改善。這次發燒住院，燒了好幾天，使用抗生素也退不下來，因此才照會我去檢查。

舞蹈症導致尿道外括約肌共濟失調

病人的親戚是我的好朋友，所以我也收到要特別關照的請託。我幫他檢查時發現，病人的兩邊腎臟水腫得很厲害，膀胱裡殘尿很多，而且膀胱變得非常肥厚，裡面有明顯的小樑化情形，顯示出膀胱出口在排尿時有阻塞。因為他的大腦受損，所以有尿失禁的情形。雖然如此，膀胱裡還是有一些殘尿。我再幫他安排了錄影尿動力學檢查，結果發現，他除了逼尿肌活性過強之外，還有明顯的「逼尿肌尿道外括約肌共濟失調」。就是因為這個尿道外括約肌共濟失調，才會使得他排尿時膀胱壓力很高，造成兩側的膀胱輸尿管尿液逆流，以及腎臟水腫。

中樞神經的病變，從大腦皮質、小腦、基底核、一直到脊髓，都可能產生排尿障礙。大部分中腦以上的病變，在排尿方面都是以「逼尿肌活性過強」來表現。病人可能會有尿失禁的情形，但是因為尿道外括約肌的協調是在中腦以下，所以這部分病變的病人，在排尿時，尿道外括約肌經常是協調性良好的。也就是說，病人可能會無法控制小便，但是排尿時尿是可以解得蠻通暢的。對於這些病人，我們只要使用尿布或是集尿器，或是使用藥物，讓他的膀胱減少收縮性，就可以改善他的症狀。

這個病人因為舞蹈症，所以骨骼肌會不隨意的收縮。可能在膀胱過動發生時，同時也會誘發尿道外括約肌產生緊張的狀態，來對抗膀胱的收縮。這樣的對抗行為，形成了所謂的尿道外括約肌共濟失調。共濟失調逐漸增強，也讓他的排尿壓力逐漸上升，終至產生膀胱輸尿管尿液逆流。

或許在他小的時候，這種現象還不是非常明顯，但逐漸長大之後，尿道外括約肌收縮的強度增強，才導致最後的腎臟水腫，以及嚴重的膀胱小樑化。在治療上，還是要以放鬆尿道外括約肌為主，但是對於已經萎縮而導致高壓的膀胱，我們必須想辦法讓它減壓，增加它的容量，以及避免膀胱輸尿管尿液逆流，才可以讓病人不再急性發炎。

只盼你平安度過一生

我去看病人時，他的父親陪著他，告訴我：「他是我的兒子，叫做明仁。明仁生下來時因為極度缺氧進了加護病房，在經過小兒科醫師搶救之後，終於把他從鬼門關救了回來。」小孩從小就無法控制肢體不自主的收縮，導致在餵奶時非常困難。也因為如此，小孩經過多次急性吸入性肺炎，需要住院急救。那時明仁的爸爸、媽媽，非常傷心，有時候想說：「這個小孩子這麼辛苦，在他敗血症的時候，我們乾脆就不要救好了。」不過明仁的爸爸不肯放棄，他總覺得再怎麼辛苦，都不應該放棄孩子，決心把孩子養大。從此，明仁的照顧責任，就由爸爸一肩扛起。

從小，明仁需要定時抽痰、餵奶，嗆到了，又要拍痰、抽吸，且要定時更換尿布、處理排便等問題，使得這一個老爸爸，每天必須二十四小時陪著他，以免他發生意外，或是再一次的肺炎。

夫妻兩個人輪流照顧孩子，爸爸必須上班，媽媽還要照顧年邁的父母親，整個家庭根本沒有生活品質可言。還好，因為他們家族大家都住在一起，所以兄弟姊妹之間，還可以有個照應，幫忙照顧明仁。就這樣跌跌撞撞的，慢慢的明仁也度過了很多危險的難關，慢慢的長大成人。但是在家裡，依然必須靠著輪椅，而且必須固定他的四肢，才能避免他不自主的揮動手腳而受傷。

從明仁出生之後，全家幾乎沒有到外面去旅遊或是度假，唯一帶明仁出去就是到醫院看醫生，想帶他到其他地方去走走根本就不可能。但是明仁的爸爸總是想，孩子既然生下來了，就要把他帶大。他的人生沒有其他的期望，就是希望讓這個孩子平平安安的度過一生。

我幫明仁做完了檢查，發現他的狀況相當嚴重，所以不能再讓他繼續自行小便。我教導明仁的父親為兒子進行間歇性導尿，同時使用藥物，讓明仁的膀胱減壓，並且預防尿路感染。從此以後，明仁的父親每個月都會帶他到我的門診來，除了檢查腎臟功能，檢查尿液是否有感染，也每年追蹤他的膀胱功能以及尿液逆流的情形。

就這樣不知不覺過了五年。這五年當中，偶爾明仁還是會有發燒的情形，必須要使用藥物治療。只要一發燒，我就建議他父親，要幫明仁留置導尿管，並且給他大量的水分、減少膀胱的壓力跟逆流。

我當然要不顧一切的救他

二〇〇五年底，明仁又發生一次急性的腎盂腎炎，病情相當嚴重，血壓幾乎量不到，尿液也減少。遇到這種情形，我們當然必須積極的搶救，但是我看到明仁艱辛的狀況，以及他父親四十幾年來照顧明仁的辛苦，有一次，忍不住試著跟明仁的父親說：「如果下次急性腎盂腎炎再引發敗血症，是不是就不要救了，讓他休息，也讓你們全家休息？」沒想到，明仁的父親聽到我講這句話，瞪大了眼睛，不可思議的說：「你怎麼會做這樣的提議？他是我的孩子，我當然不顧一切的要救他。我知道他很難帶，但是我四十幾年來，也沒有說過一句苦。我這樣帶著他，幾乎沒有自己的人生，但是我甘願。因為他就是我的下一代，是我的心頭的肉，再怎麼樣我都要讓他活下去，所以請你盡量的救他，用盡辦法都要把他救回來。」

這個六十八歲的爸爸，帶著一個四十二歲、腦部重殘、無法言語、又經常尿路感染的兒子，但是在他的心中，這個孩子依然是他的最愛。人間的至情，我也不能多說。從此以後，我就非常積極的幫忙他們。

然而，明仁的狀況並不理想，膀胱的壓力逐漸地上升。雖然每天爸爸幫他導尿六次，可是導出來的尿，依然有四、五百毫升。尿路動力學檢查顯示，明仁最安全的膀胱容量不到一百毫升。

只要膀胱一脹，嚴重的膀胱輸尿管尿液逆流，就會讓腎臟腫起來。因此，腎臟功能也逐漸降低到正常人的三分之二。膀胱肥厚、容量小，除了讓明仁經常漏尿之外，也使得膀胱表皮變得非常脆弱，容易產生細菌感染。

我評估了明仁的狀況，跟他的父親商量，用更積極的方式來治療。我說：「我們可以考慮幫明仁放置導尿管，讓尿液能夠流出來。但是這個導尿管可能要終身帶著。如果不要導尿管，我們可以想辦法用他的腸子來做「膀胱擴大整形手術」，並且把兩邊的輸尿管重新接到人工膀胱上面，讓它不再有逆流。可是，你一定要每天幫他定時導尿，終其一生都不能停止。要不然，只要膀胱一脹尿，又會感染，我們所做的手術就徒勞無功。」

明仁的父親請我給他幾天想一想，然後帶著明仁離開診間。每次當他離開，我總看著一個年邁的父親，用輪椅推著一個有舞蹈症的兒子，緩緩離開。那個背影，很難令人忘記！因為那是一個老父慈祥的愛，推著他心頭的一塊肉，雖然孩子是那麼樣的脆弱，那麼樣的不健康，但是老父依然願意帶著他，一直到老。

膀胱擴大整形術

最後，明仁的父親同意讓他接受「膀胱擴大整形術」，並做兩側輸尿管重建。因為他覺得放置導尿管雖然很簡單，但是依然會有尿路感染的情況發生，而且放著尿管。不管是在移位或是平常的活動時，可能都會受到限制，對明仁來講相當不方便。

我在二〇〇五年底，幫明仁完成了手術。手術很順利，也沒有太多的後遺症。手術後半年，膀胱逐漸的脹大，經過檢查，膀胱的容量已經可以增加到六百毫升，膀胱內壓恢復正常，沒有逆流，也不會漏尿。明仁的父親非常高興，因為他從小幫明仁包尿布，包了四十幾年，現在終於可以擺脫尿布。每天幫他定時導尿，導出來的尿液又多又乾淨。明仁的反覆性感染機會越來越少，有時候一年不到一次，有時甚至都沒有。在返診檢查的時候，我也發現他的腎臟水腫完全都消失了。

明仁的爸爸對我非常感激，也願意配合我，每三個月都會回來，進行腎臟超音波、尿液檢查，每幾年再做一次尿路動力學，追蹤膀胱的功能。這樣子的例行返診檢查、拿藥、治療，慢慢地，居然也過了十五年。

在這十五年裡，我看到明仁爸爸逐漸老邁，而明仁現在也已經五十七歲。在上一次的回診，我問明仁的爸爸：「你幾歲了？」他說：「我今年八十三歲了。」說話的聲音，已經不像二十年前那麼樣的宏亮。明仁的爸爸明顯的憔悴，有點駝背，手指還會顫抖。看來，他已經開始有點類巴金森氏症。我問他：「你現在幫明仁導尿還可以嗎？」他說：「手會有點抖，常常要把導尿管放進明仁的尿道口的時候，不太準確。不過，我會用另外一隻手來幫忙，慢慢的放進去。」我聽了他的描述，可以感受到一個滿頭白髮、滿臉皺紋，手不停抖著的老父親，從他的醫藥包裡面，拿出一條導尿管，然後加上潤滑油，將明仁的尿道口用棉花棒消毒之後，用他的臂膀，撐開明仁不時往內縮的膝蓋，然後將這個導尿管慢慢的、不是很準確的，塞進明仁的尿道口內，然後慢慢的往內送，一直到進去膀胱，尿液流出來，他再把導尿管放進去一個尿壺裡，然後用手輕輕的壓明仁的下腹部，慢慢的壓、慢慢的壓。看見裡面的尿液緩緩的流出來，一直到最後一滴尿，他才把導尿管緩緩的拉出來，然後用濕紙巾擦一下明仁的尿道口跟外陰部消毒的藥水。之後明仁的爸爸會把裝滿尿液的尿壺拿起來看看，這一次導了多少尿，在對著光線看看尿液裡面有沒有懸浮液。如果有的話，他就要把尿留下來，拿來我的門診檢查，看看有沒有尿路感染。

每天要做五次同樣的動作，一年三百六十五天，沒有一天停止。為了幫明仁定時導尿，老爸爸沒有辦法離家太遠，就算外出，也必須要在一定的時間內趕回來。而明仁的父母親，在生下明仁之後，也不敢再生第二個孩子。因為他們擔心，萬一生下的孩子跟明仁一樣，那有誰能夠照顧他們呢？如果生下的孩子，是個健康的孩子，在將來他長大後，不就要照顧明仁一輩子，這對他來講，又何其殘忍？於是夫妻倆決定不再生育，打算這一輩子就陪著明仁一直到老。然而明仁的媽媽在明仁五十歲的時候，就因為心臟病發而過世，留下明仁的父親一人獨自承擔照顧的責任。

這樣的歲月已經過了五十七年，有時候明仁的父親沒有帶他來，只有自己來拿藥，告訴我他現在的狀況。他經常會嘆一口氣說：「也不曉得能夠再照顧他幾年，如果有一天我不行了，不知道明仁應該由誰來幫忙他，照顧他。」在他的內心曾經想過，如果他要走的那個時候，應該帶明仁一起走。但是，想歸想，現實上他又不忍心去做任何傷害明仁的事情。他感慨，如果政府可以有比較好的醫療機構，能夠收容像明仁這樣的小孩，讓他們能夠把這個有病的孩子，送到中心托養，然後自己可以為社會多做一點事情，而不是從明仁出生開始，就變成一個全職的看護，那該有多好！

放心，我會好好照顧他

對於他講的話，我其實非常感慨，也很同意，但是社會的事情那麼多，醫療的需求又是全方面，真的很難要求政府什麼都要照顧到。不過，我跟明仁的父親保證說：「我比你年輕，你不用擔心，我會好好的照顧明仁，縱使將來你不在了，只要我還在醫院裡面，你就請人家有問題就帶來找我吧！那時候我再來幫他想辦法。」

我心裡想，或許有一天，明仁爸爸不在了，沒有人能夠幫他導尿，那我就來幫他做個膀胱造瘻，讓他有導尿管可以讓尿液流出來，然後明仁就可以送到安養中心，由那邊的醫護理人員加以照顧。但是心裡總是希望，這一對相依為命的老父親跟老兒子，能夠好好的繼續過下去。

在明仁和他的父親身上，看到了人間至情的表現。老父親對於身障的孩子不離不棄，從小捏到大，從大捏到老，這樣子的日子，真不知道還要過幾年。我看著明仁的父親慢慢的推著輪椅，帶著他離開診間。那個背影，越拉越長，一直到他們消失在長廊的盡頭，不禁濕了眼眶。

泌尿小學堂

腦性麻痺病人的排尿障礙

腦性麻痺的病人因為出生時缺氧，或是出生後因為腦膜炎的關係，導致大腦皮質受損。排尿的反射中樞在薦髓，而排尿的控制中樞則在中腦。一般來說，腦性麻痺受損的部位一般是在中腦以上，所以較不會影響到排尿。大部分病人對於膀胱脹尿的感覺不靈敏，直到膀胱反射收縮時，才感覺到有尿，因此會形成無法抑制的尿失禁。但是少數的病人，可能會因為神經調控的關係，在膀胱產生反射性收縮時，尿道外括約肌會產生反射性的收縮來抑制尿失禁。

經過長時間的訓練，尿道外括約肌變得十分緊張，在真正排尿時反而無法放鬆，而形成神經性因的功能障礙型排尿。這樣的高壓性排尿，時日一久也會影響到膀胱萎縮，變成一個高壓性的膀胱，進而影響到兩側腎臟功能，造成腎水腫。

治療方式

在治療上，當遇到這種狀況時，唯一的方法就是將尿道外括約肌切開，使得病人在膀胱反射時，尿液能自動漏出來。但這樣病人就必須要終身帶著尿套或是穿著尿布。如果不想讓病人有漏尿的情況，就要進行腸道膀胱擴大整形手術，不過這種手術之後，必須要一段時間定時導尿，才能夠定時的排空膀胱，減少尿路感染以及保護腎臟。然而，有腦性麻痺的病人，病人根本無法執行自行導尿的工作，這些工作就必須由他最親的家人，或是外勞、看護來執行。

這個故事中的老爸爸，就是從孩子進行膀胱擴大整形手術之後，便幫他進行間歇性導尿的工作，至今已經超過三十年。這麼長久的工作，對一個八十幾歲的老人家來說，確實是相當吃力，也不知道他能做到什麼時候。因此當醫生在執行這些具有腦性麻痺病人排尿障礙處置的時候，可能也要考慮如何讓這些病人的家庭支持，以及膀胱處置能得到妥善的解決。

如果考慮到老父親無法終身照顧這個孩子，或許剛開始的時候，我們只要讓病人放著一個導尿管，或是做膀胱造瘻，就可以解決所有的問題。醫療總是有極限，但我們在做醫療處置的決定的時候，應該要更加周詳。除了針對器官的障礙之外，對於他的未來長久的處置，也應該要充分的了解，才能讓治療達到較為圓滿的結果。

我的輸尿管不見了

如今我們兩個人變成了好朋友。

我拍拍她的肩膀說：「在我退休之前，我會一直照顧妳，有任何問題可以隨時來找我，我一定想辦法讓妳健健康康的。」

雪婷躺在手術台上，麻醉醫師緩緩的在她的靜脈裡打入麻醉藥，雪婷深吸一口氣，便緩緩的入睡了。這是她最近這兩年來，第二次治療左側的輸尿管結石。一年半前，她曾經因為一顆很小的輸尿管結石卡住，造成腰痛。泌尿科醫師那時使用體外震波碎石機，將她的石頭打碎，大約一星期後，結石排出來，改善了她的疼痛的症狀。

但雪婷這一次不只是覺得腰痛，還出現了血尿，所以她找到原來的泌尿科醫師幫她處理。經過體外震波碎石，腎臟還是有點水腫，左腰也還是微微的脹痛。因此，醫師建議她用輸尿管鏡把石頭夾出來。因為雪婷最近剛找到一個大賣場的工作，這個工作不能讓她請假太久，否則職務可能會不保，因此，她決定速戰速決，趕快用輸尿管鏡把結石取出。

輸尿管結石用輸尿管鏡取出來，是一個很簡單的手術，幾乎是每一個台灣泌尿科醫師的日常工作。手術的進行模式及過程是這樣的，在輕微的靜脈注射麻醉之下，病人兩腳張開擺出「截石姿勢」，從尿道口做局部的消毒之後，利用輸尿管鏡進入尿道內。尤其是女生，從尿道進去很快就可以看到左邊的輸尿管開口。

輸尿管將尿液從腎臟送到膀胱，醫師通常會從輸尿管開口放入一條安全導線，然後將一個直徑大約二點二毫米、六點五號的輸尿管鏡，從輸尿管開口放進去。沿著導線慢慢的走，確定輸尿管一直在前方，沒有偏離，才不會傷及輸尿管。等到輸尿管鏡往上走到石頭的下面，看見石頭之後，再將導線穿過石頭。使用截石網將結石網住之後往外拉出來，或者用雷射或是超音波震盪，將結石擊成碎片，這些碎石子就會流出來。

手術後還會放置一條雙鉤導管，從腎盂一直到膀胱，一則以引流腎臟裡面積存的尿液，二則可以在結石下方腫脹的地方，形成一個支撐，避免手術後腫脹造成阻塞及腎臟發炎。這條雙鉤導管通常在手術後一個星期，會在門診使用膀胱鏡夾掉，便完成了治療。手術雖然很簡單，但是因為輸尿管非常細，而且很薄，因此任何醫師在手術時無不戰戰兢兢，一步一步的往上走。如果遇到前方輸尿管較窄，不太容易走上去，還可以用生理鹽水沖開，讓輸尿管擴張，以利輸尿管鏡往前走，而不會損傷輸尿管表皮。

被扯斷的輸尿管

雪婷就在這樣正常的手術步驟中，接受了輸尿管鏡的手術。幫她執刀的主治醫師，走了大約三公分就覺得不對勁。為什麼雪婷的輸尿管那麼薄，往上走時覺得阻力很大？她的安全導線確實有放到腎盂裡，但是輸尿管鏡卻不太容易走上去。因此，醫師把輸尿管鏡拉出來，加了一點潤滑劑，再往內走。走了大約十公分後，越過了較為窄小的下端輸尿管狹窄處，前面是一片開闊的輸尿管。至此，應該沒有問題，然而他再用力的往上走了一點，再度覺得不太對勁，因為當輸尿管鏡往上送的時候，前面的輸尿管看到的景象並沒有改變。也就是說，感覺輸尿管鏡並沒有往前進，倒是整段輸尿管被往上推。

他覺得有點納悶！以前做了幾百台的「輸尿管鏡取石手術」，從來沒有遇到這種情形。他繼續往上走，大約走了五公分，還是一樣，前面依然沒有動靜。但是輸尿管鏡似乎非常鬆，再往前走，還是沒有辦法前進到結石的位置。他驚覺一定有問題，可是不太知道到底是哪裡出了什麼差錯。還好安全導線還在，因此他把導線留著，便開始把輸尿管鏡往回拉。可是往回拉時，覺得有點困難，好像輸尿管鏡並不能脫離輸尿管壁，輕鬆的往外拉出來。但是輸尿管壁又沒有受傷，而且剛剛一直都很順的沿著輸尿管正中央向前，為什麼會拉不出來呢？因此他再用點力，試著要把輸尿管鏡脫離輸尿管壁。當他往外拉時，突然間手感一鬆，好像整段輸尿管就跟著被拉出來一樣。這時主治醫師心裡打了一個寒顫，從頭皮麻到腳趾頭，手開始發抖起來。發生了什麼事？該不會是整條輸尿管被扯斷了吧！

這個從來沒有經歷過的感覺，讓這個很有經驗的泌尿科醫師，不禁心裡擔心了起來。可是擔心的事，總是要面對。他緩緩地將輸尿管拉出雪婷的膀胱外面，一看，糟糕了！細長的輸尿管鏡外包著一條白色的管子，長度大約二十公分，緊緊的貼住輸尿管鏡，拉也拉不出來。主治醫師看了之後，整個人癱坐在椅子上，這就是輸尿管啊！我怎麼會把一整條輸尿管都扯出來呢！他趕緊請科內的同仁前來幫忙。

大家看了之後，確定這是輸尿管，而且這個輸尿管在進行輸尿管鏡手術時，先是輸尿管與膀胱交接的地方被扯斷，當主治醫師要把輸尿管往外拉出來時候，前段的輸尿管又斷掉了，才會讓一條二十公分長的輸尿管，整個黏在輸尿管壁上。也就是說，現在雪婷身體裡面，從腎盂以下到膀胱中間，這一段的輸尿管，已經在她的體外了。

這是一個多麼可怕的事情！三個泌尿科醫師面面相覷，該怎麼辦？因為從來沒有碰到這種情況，於是趕緊找了一般外科的醫師前來商量對策。當他們確定輸尿管完全斷離，而且是沒有任何血管黏附在上面後，知道不管怎麼樣，一定要處理。

冷靜下來之後，主治醫師到手術房外，告訴雪婷的姊姊實際的情形。雪婷的姊姊是個物理治療師，可是她也無法了解到底發生了什麼事情？怎麼原本一個十分鐘到十五分鐘就可以結束的簡單手術，現在卻發生輸尿管被扯出來的事？雪婷本來在三天後就可以回去工作啊！雪婷的姊姊很難接受。

主治醫師跟同事商量後，告訴她姊姊說：「我們有幾種方法可以選擇，你們必須要馬上決定。」第一種做法，就是將雪婷的腎臟拿掉。第二種就是將這條輸尿管重新接回雪婷的腎臟跟膀胱，但是因為輸尿管已經沒有血液循環，恐怕活不了，但也許有機會從腎臟或是膀胱這邊長出新的血液循環，有一部分的輸尿管還是可以存活，以後再做打算。第三就是將腎臟種到膀胱上面，也就是自體腎臟移植。不過這個手術他們沒有做過，因此沒有把握，可能要再轉到其他醫院去。

在這三種手術當中，雪婷的家人最後選擇了最保守的做法，就是將這段拉扯出來的輸尿管重新縫回去。此時雪婷仍然在麻醉當中，從靜脈麻醉改成為插管麻醉。在一般外科醫師的協助之下，主治醫師從雪婷的腰部開刀，找到了腎臟，腎臟的腎盂到輸尿管中間可以清楚發現兩者被扯斷了，而扯斷的地方，可能就是結石下面腫脹的部位。因為雪婷非常的瘦，她的輸尿管也很細，所以當輸尿管鏡往上走的時候，被整條輸尿管緊緊的包住，再往上走，居然將較為脆弱的膀胱輸尿管交接處扯斷。當輸尿管鏡往外拉的時候，因為輸尿管過度的拉扯，又使得結石下方腫脹的輸尿管斷裂，才會將整條輸尿管拉出來。

不論如何，醫師必須要再把這條輸尿管縫回去。還好手術並不困難，原來輸尿管本來的血液循環就很細，也沒有太多的出血。主治醫師順利的將這條輸尿管上方與腎盂做一個口對口的縫合，並且放置一條雙鉤導管，再從膀胱的外面，將輸尿管的下端縫到膀胱上面去。手術後放置一條引流管，並且從膀胱用導尿管引流尿液，以避免上下兩端輸尿管吻合的地方，因為傷口癒合不良而發生漏尿，手術就此完成。

展開醫療訴訟

雪婷在疼痛中醒過來。本來說是很簡單的手術，手術後怎麼會那麼疼痛呢？她這才驚覺身上多了幾個傷口，左邊的腰部有一個劇烈疼痛的傷口，而下腹部也有一個小傷口。雪婷從她姐姐的口中以及主治醫師的說明中了解到，原來發生了手術的併發症，她的輸尿管被扯了出來，又再重新縫了回去。至於結石呢？好像沒有看到。雪婷在疼痛中產生憤怒以及悲傷，她擔心才剛上班沒幾天的工作不保，以後要找工作更加困難。因此，她開始質問主治醫師，為什麼會發生這種事情？為什麼要做這樣處理？難道不能有別種方法？

主治醫師在發生了這種併發症之後，找到我，問我說：「通常這種情形，應該怎麼辦？」其實我也曾聽聞過這樣的手術併發症。兩個類似的案例，都是一樣輸尿管被扯斷而拉出來。一個案例是因為手術醫師本身也是腎臟移植的專家，所以他便把腎臟拿下來種到膀胱上方，並把剩餘的輸尿管接到膀胱壁上。因此，手術後順利的完成，不需要後續的治療。另外一個案例，則是因為腎臟本來就腫得很厲害，發炎得很嚴重，而且輸尿管上面的結石很大，在輸尿管斷裂的同時，他們就決定告訴病人家屬，因為腎臟嚴重的發炎，就把這個腎臟拿掉。兩個案例都沒有後續的醫療糾紛產生。但是雪婷就不同了，她左邊的腎臟是完全健康完好的，只有一顆小石頭塞住了輸尿管，現在發生了這個併發症，讓她無法接受，也開始對於這間醫院，進行了醫療糾紛的控訴。

我就是在一個協調會議的時候，遇到了雪婷。她是那麼的瘦小，經過一個多月的住院，加上每日的傷心，使她變得十分憔悴，坐在會議室裡顯得很柔弱。由於她並沒有任何醫學的經驗，因此針對醫院當局的陳述其實也不太清楚。不知道什麼叫做意外？什麼叫做可能發生的併發症？她所知道的，只是她的輸尿管不見了，現在縫了回去，卻並不保證將來這個輸尿管堪用。因此，她一直堅持醫院要給她一個合理的賠償，以及後續醫療費用的全額支付。

對於醫師來講，這種併發症雖然很少見，但還是偶爾會發生的。沒有醫師願意對病人造成任何的傷害，所有的醫療行為，其實都是希望解決病人的問題。然而，再怎麼樣的小心，任何手術都有可能會有一定比例的併發症發生，更何況是這種相當罕見的併發症。不過他們已經盡力處理，而且答應雪婷家人，將來所有的醫療處置以及醫療費用，他們一定會負責到底。

雪婷還是相當的不滿，低下頭啜泣起來。我在現場做為仲裁的人，其實也相當不忍心。因為執刀的手術醫師，其實也沒有過失，但是發生這種問題，他也相當難過，內心煎熬，終夜難以成眠，甚至不敢再動類似的手術，深怕併發症又再出現。可是，更難過的是雪婷本人，手術傷口造成的疼痛對她來說已顯得微不足道，她擔心那一段縫合上去的輸尿管到底能不能用？往後的路要怎麼走？面對茫茫未知的未來，雪婷真的是不知該如何是好！

留住輸尿管，期待血管長出

我在會議結束之後，去看一下雪婷，並且自我介紹，告訴她，這一方面的經驗以及未來處理的原則。我告訴她說：「這一段輸尿管，不見得會完全壞死，之前醫師們的處理是對的。先把輸尿管接上去，讓腎臟的尿液可以順利的經由雙鉤管流到膀胱來，由於輸尿管的血液循環相當的細微，有時很快的可以從腎盂以及膀胱兩端，重新建立足夠的血液循環。或許未來，只有中間一小段輸尿管會因為缺乏血液供應而壞死，手術可以把它接在一起，或者把一段小腸放到輸尿管中間段，就可以解決妳的問題。」

我請她不要擔心，我告訴她我來花蓮行醫已經三十幾年了，把花蓮人當作是家人一般，所以雪婷的痛苦我也會盡全力幫她解決，而且我也可以解決主治醫師的難題，讓他安心的照顧病人。雪婷對我還沒有十分信任，因此我留下名片，告訴她：「如果妳將來覺得有需要幫忙，可以來找我。」

在協調會開完之後四個月，雪婷出現在我的門診。手術之後她復原得還不錯，傷口的引流管拔掉，尿液也沒有任何感染。我幫她安排了電腦斷層檢查，發現雙鉤管的位置良好，腎臟也沒有水腫。我告訴她不用急，我們會一步一步的來解決這個問題。由於雙鉤管在身體裡不能放太久，尤其是尿液經過的管子如果沒有定期更換，尿液中的鈣質和草酸，可能會積在雙鉤管的洞口及裡面形成結石，造成阻塞，甚至引起細菌感染的發炎，所以必須要每三個月更換一次。等待三個月的更換期間，我們也同時使用輸尿管鏡小心的檢查這段輸尿管是不是可用。正常有血液循環的輸尿管，管壁是肉色的，如果沒有血液循環就會變成灰白色。我幫她每三個月更換一次雙鉤管，同時也利用輸尿管鏡檢查。進行時我非常小心，很怕原來那麼薄的輸尿管，在輸尿管鏡操作下又被扯斷，那就麻煩了！

經過四次的更換以及輸尿管鏡的檢查，我發現原來看起來比較有血色的輸尿管壁，其實已經漸漸變得灰白。第一次能夠輕鬆的往上走的輸尿管壁，也變得非常的堅硬而且容易受傷。我心裡想，應該是沒有辦法救了！最終我建議雪婷可能要下定決心，準備要做下一次根治的手術。但是她還是無法接受，總是希望能有機會，不用接受手術就可以改善輸尿管。

然而這是不可能的。沒有血液循環的輸尿管，不可能突然間長出血管，供應血液讓它活起來。不過，因為雙鉤管定期的更換，原來輸尿管逐漸壞死，但是並沒有讓尿液外漏，身體的組織包覆著這段已經壞死的輸尿管，反而形成一個屏障，讓尿液能夠順利的流到膀胱並引流出來。

但是隨著時間，輸尿管壞死越來越厲害，輸尿管壁也逐漸萎縮，黏附在雙鉤導管上面，開始會阻礙尿液的通暢性。因此，雪婷的腎臟就逐漸腫了起來，細菌感染也隨之而來。

一年後，雪婷開始有發燒、發冷，以及腰痛的情形。我幫她做了檢查，發現腎臟水腫已經相當明顯，而且尿中也出現細菌感染跟大量的白血球。我跟雪婷說明病情，並且告訴她，該是面對的時候了！

迴腸輸尿管中置手術

我跟她建議的手術方式，是拿她的一段小腸連著血管去做輸尿管的代替品，小腸長度可以隨意摘取足夠的長度，上面接到腎盂，下端則是接到膀胱，把原來已經壞死的輸尿管切除掉。手術不會太複雜，但是需要住院一段時間。經過一年多來的相處，雪婷也漸漸了解到我們對她的態度，絕對是為她好，決不會不負責任。於是在雪婷「輸尿管鏡取石手術」之後的一年半，她終於接受了「迴腸輸尿管中置手術」。

從雪婷的腹部做一個垂直的切口，我們進入了她的後腹腔，慢慢地將原來的腎臟下方剝離出來，找到了輸尿管。因為一年多的沾黏，輸尿管與後腹腔的組織已經有嚴重的纖維化，因此，剝離起來並不容易，但是，仔細的做，還是可以將整段輸尿管移除掉。雪婷的腎盂也是沾黏得非常厲害，打開腎盂，有一顆小石頭突然間跳了出來，我看了它，跟它說：「就是你這個小石頭，才讓雪婷受了那麼多的苦。」夾了出來之後，留給雪婷作紀念品。

我將雪婷的腎盂切開，做了一個相當大的開口，再將小腸的上端與腎盂縫合。由於小腸比較粗，如果沒有做一些縮減管腔，可能會讓尿液在輸送時容易積在裡面，而造成小腸壁的擴張，進而影響到尿液的流動，造成腎水腫。所以，我將小腸壁的寬度縮減了一半，用縫線連續的縫合。大約三十公分的小腸，連著血管跟腸繫膜，就這樣被擺放到後腹腔。上端手術完成吻合之後，再進行下段小腸與膀胱的吻合手術。

這個手術並不容易做，因為原來下段輸尿管跟膀胱剝離後已經做過一次吻合手術，所以附近沾黏得很厲害。這個時候我想到，我們可以利用一段的膀胱壁切開之後，把它縫成一個管狀，再與小腸做吻合。這樣子的做法有幾個好處。第一個是，小腸跟膀胱直接吻合，不會有阻塞的情形；另一個則是利用膀胱壁做一段末端的輸尿管，也可以在膀胱解小便收縮時，造成這段膀胱壁的收縮，而防止尿液的逆流。這個設計後來證明非常的成功。

尿液外漏，擔心癒合不良

手術後，雪婷復原得很好，小腸切除之後，腸道通暢也在手術後三天恢復。她可以進食，也已經排氣，接著就等那一段重建的輸尿管與小腸吻合的地方，順利復原。因為小腸做了窄縮的手術，因此整段小腸縫合的時候，難保不會有一些癒合不良的地方。雖然有雙鉤導管在，但是也要小心尿液外漏的情形。

手術之後十天，從後腹腔的引流管，突然間冒出尿液來。在我的判斷，這應該是小腸壁某個地方癒合不良。通常這種情形，只要時間夠久就可以解決。因為她是在後腹腔，不會影響到腸道，或是造成腹膜炎，只要確定膀胱的導尿管通暢，就沒問題。

可是尿液外漏的情形一直沒有改善，在手術後一個月，還是有固定的量每天會流出來。我開始擔心是不是有問題，做了一些檢查，發現確實還是有瘻管產生，而這個瘻管需要比較長的時間恢復，所以我們啟動了低壓抽吸，希望能促進瘻管的癒合。

進行了一個星期，終於乾了，不再有尿液外漏。拔掉尿管之後，雪婷也可以自行小便。輸尿管裡面的雙鉤導管，我們預計要放置三個月，讓整條輸尿管與小腸吻合的地方，都消腫癒合了之後，再來拔除。因此先讓雪婷出院回家，每個星期再回到門診來檢查。

手術後的一切情況都十分順利，直到手術後兩個月，雪婷因為發燒又回到門診。我們才發現到，原來她後腹腔引流管的傷口紅腫，看起來好像裡面有些發炎。我安排她住院，並且將紅腫的地方用探針去探，赫然發現有尿液外漏。原來她的腸道吻合的瘻管，還沒有完全癒合。而腸子經過蠕動，又把尿液點點滴滴的往外送出來。

我們又從這個傷口放了一條引流管，每天出來了好幾百毫升的尿液。這使我擔心起來，會不會是雙鉤管有阻塞？需不需要去置換？雪婷十分擔心，一直拜託我，一定要把她治好。

排除阻塞，瘻管迅速恢復

其實我也沒有太多的把握。但是根據外科處置的原則，我們一定要先排除掉阻塞的問題。第一個考慮的，就是雙鉤管是不是會被小腸所生出來的大量腸液塞住。雖然雙鉤管可以引流尿液，但是如果洞口都被腸液塞住，也會阻礙尿液的通暢性。因此我建議她，不妨提早把雙鉤管直接拔除掉，或許可以解決問題。如果拔除掉之後，還是有大量的尿液外漏，我們再從腎臟放引流管，或是在走輸尿管鏡，重新放一個雙鉤管。

雪婷接受了我的建議，讓我們把她的雙鉤管拔除掉。雙鉤管的末端裡面，真的沾滿了腸黏液，阻塞了雙鉤管的通暢性。而在拔除雙鉤管之後，我用輸尿管鏡進去檢查，發現小腸吻合的地方有一個小缺口。這時我做了一個大膽的決定，因為大部分的傷口癒合良好，既然沒有什麼問題，我們乾脆就不要再放雙鉤管。那個小缺口，反而會因為輸尿管恢復它的通暢性而會逐漸癒合，我們只要再用低壓抽吸的方式讓瘻管癒合就可以了。

這個決定確實使得雪婷整個病情好轉起來，拔除雙鉤管之後，從引流管流出來的尿液不增反減。從每天好幾百毫升，在一個星期之內，降到不到十毫升，甚至到最後，完全乾了。我心裡想，還好她的瘻管不嚴重，才有可能在這麼短的時間內癒合，要不然，還要再進去做手術，雪婷可能會承受不了。

共度崎嶇難關，珍惜單純付出的心

故事到這裡差不多就要結束了。從此雪婷的身體狀況好轉得很快，腎臟沒有水腫，尿液順暢沒有感染，而傷口也長得非常好。雪婷開始補充營養，恢復運動的習慣，身體也逐漸好轉。我建議她，一定要好好地把營養補充好，因為沒有足夠的營養，傷口的癒合是不會好的。

在手術之後。她每個月都會返診一次。穩定之後，每三個月要回來追蹤。我都會幫她安排超音波檢查以及尿液追蹤，半年再做一次電腦斷層檢查，觀察她腎臟以及腸道吻合和膀胱吻合的地方是否正常？有沒有任何尿液積在後腹腔？檢查的結果顯示，一切都如我們所預期的健康。那段用小腸做的輸尿管沒有明顯的擴張，可以很順利的讓尿液從腎盂送到膀胱來，變成一個非常良好的輸尿管替代品。

在最近的一次返診檢查中，雪婷的神色非常的輕鬆。她又找到另外一個會計的工作，這個工作不像以前在賣場必須勞累的搬重物，更能發揮所長。經過了這一場手術併發症的經歷，她變得更懂得珍惜人生，而透過跟我們相處，她也能了解到，醫生對於病人真的只有單純的付出。

我常常告訴雪婷，每一個醫師都是希望病人好，不要太責怪當初手術的醫師。人生有時候路過崎嶇，但是過去不幸的遭遇，不見得就是不好，或許是人生的一個轉折，會把妳帶到更好的一面，讓妳找到更好的工作，認識更好的人。我告訴她，就像她認識我一樣，如果沒有那個併發症，她可能就不會認識郭醫師。

這一年多以來，我認真的照顧她，陪伴著她渡過好幾個難關，也讓她十分感動，如今兩個人變成了好朋友。我拍拍她的肩膀說：「在我退休之前，我會永遠的照顧妳，有任何問題都可以隨時來找我，我一定想辦法幫忙妳，讓妳健健康康的。」

這一次距離雪婷的輸尿管結石手術，剛好整整三年。看著雪婷離開我門診的背影，我也想到當一個外科醫師的辛苦。我嘆了一口氣，繼續坐下來，叫下一個病人，完成醫師的天職。

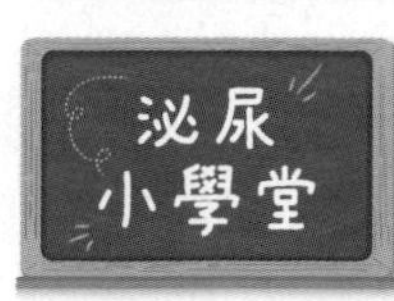

迴腸輸尿管中置手術

「迴腸輸尿管中置手術」用於修補或替代輸尿管。輸尿管在進行輸尿管鏡手術時，整段斷裂是一個非常嚴重的併發症，但很少發生。當發生時，如果腎臟功能已經很不好，可以直接進行腎臟切除；如果腎臟功能正常，而外科醫師手術能力許可，可以進行腎臟自體移植，將腎臟從腰部種到下骨盆腔內，直接接到膀胱。但大部分的時候，我們不會做這兩種選擇。將輸尿管重新接回去，期望它重新獲得血液循環，是醫師最常做的一個處置。

不過這樣的處置，成功率不高。因為輸尿管如果斷裂的長度太長，從兩端長過來的血液循環，無法支撐中段輸尿管的血液，因此輸尿管便會壞死萎縮，到最後還是需要使用小腸來做輸尿管中置手術。

治療方式

輸尿管中置手術並不是很困難，我們只要取靠近輸尿管的一段小腸，連同它的血管以及神經腸系膜，將小腸縮窄之後，上面縫到腎盂，下面則接到輸尿管或是膀胱上面，便完成了手術。

手術之後的照護是一個大問題，因為用腸道來做為輸尿管，小腸本身會有較多的黏液分泌，因此黏液常常會阻塞放置在其中的雙鉤導管洞口，造成尿液流得不順暢。因此有時會產生尿路感染，或是小腸與輸尿管接合處的漏尿，需要較有耐心的治療以及手術後仔細的照護。通常這種手術不會在輸尿管受傷之後立刻進行，而會留到情況穩定，組織血液循環充裕之後再來進行，也讓患者的心理狀態稍為平復。

由於輸尿管截斷是一個晴天霹靂的併發症，患者的心理可能會無法接受這樣的結果；然而，對於執行手術的醫師而言，通常這也是生平第一次碰到這樣嚴重的併發症，醫師難過的心情，自然不在話下。我們如何共同面對問題，有耐心的加以解決，這就是醫療的藝術。對病患耐心的關懷、細心的照顧，並且使用有效的治療來解決一些併發症以及後遺症，正是這一類使用腸道作為泌尿系統替代手術的重要課題。

特別收錄

給病人家屬的一封信

緣起

二〇〇七年的一個星期三，我在台北慈濟醫院泌尿科看門診，診間來了一位李先生。他過去曾經因為腎結石，做過腎臟經皮造瘻取石術，也曾因為膀胱結石以及血尿在台北進行膀胱碎石手術。這次是因為連續血尿被診斷出膀胱癌，因此，希望我能幫他解決問題。

我仔細翻閱了他的病歷，發現他的膀胱癌已經侵犯至肌肉層，恐怕無法保存膀胱。由於病人跟我已經有多次的互動，因此同意到花蓮慈院進行手術。我為他安排根治性膀胱切除手術，並且使用人造膀胱做原位置入。手術過程非常順利，我將他的膀胱連同攝護腺一起拿掉，清除骨盆腔的淋巴結，同時將兩邊的輸尿管分離出來，種到新的人造膀胱上面，再將膀胱接到尿道，以便讓病人能夠自行排尿，減少因為小腸造口導致的生活品質不佳。

手術後的復原情形十分良好，李先生也返回台北，並且留下支撐輸尿管與人造膀胱吻合的雙鉤導管。手術後大約一個月，我將病人身上的雙鉤導管移除，可是隨後病人卻產生腎臟水腫以及發炎的狀況，因此又再度回到花蓮來住院治療。此後的三個月，李先生便往返花蓮與台北慈濟醫院兩地，持續的接受檢查及治療，我也曾經發現他的輸尿管交接口狹窄，因此幫他進行了輸尿管膀胱重建手術。手術過程相當順利，似乎都沒有什麼問題，但是病人尿路感染的問題始終沒有辦法得到很好的解決。

有一天，李先生再度因為腎臟水腫來到花蓮慈濟醫院住院，我幫他插了腎臟引流管，並且放置了膀胱留置導尿管，以引流其尿液；並且根據細菌培養的結果，給予適當的抗生素治療。可是情況時好時壞，雖然我們已經給了各種最新的抗生素，可是病人仍然持續具有膿尿以及血壓不穩定的狀況。直到有一天週末，我到台北開會，病人卻在當天的夜裡發生血壓降低、敗血性休克。第二天一早，我搭第一班飛機由台北趕回花蓮時，已經無法再為他做任何有效的急救。在萬般無奈的狀況之下，我把李先生送走，但是內心依然無法釋懷。李先生的家人辦完後事之後，寫了一封信給我，希望我能給他們一個說法，為什麼李先生好好的來到花蓮，經過了那麼長久的治療卻無法解決他的敗血症問題。他們無法理解的是，這麼大的醫學中心、這麼多的人力、這麼優秀的醫師團隊，卻眼睜睜的看著他們家的支柱撒手人寰。

對於家屬對醫療過程的質疑，我真的無言以對，反覆思考整個治療過程，我自認沒有醫療上的錯誤，也自認沒有耽誤到任何一個治療。我們用盡了心力，總是在第一時間給予他最適當的治療，可是不幸仍然發生。因此，我寫了一封信給李先生的家人，希望他們能夠體諒。這封信是這樣寫的：

李太太和孩子們你們好：

當我寫這封信的時候，內心是無比的沉重，時間過得很快，從那一天在花蓮送走李先生和你們，已經快六個月了。對於李先生的往生，一直是這段時間裡我內心最深的痛，我不知道要用什麼心情來安慰你們。但是我想再多安慰的話語，都不能撫慰你們失去丈夫、失去慈父的傷痛。我有看到李太太寫給醫院的陳情書，對於信裡所寫的一切，我並不想做任何的辯白。我能夠體會驟然失去先生及父親的悲傷，我也知道你們對一個深深寄望能夠治好李先生疾病的醫師，但最後卻以往生收場，那種失望和悲憤，任何的辯白與說理，都會成爲我試圖掩飾自己的藉口。

身爲一個大學的教授，我帶過無數的學生，也開過數萬台以上大小的手術，任何手術都有一定的併發症，或是無法預料的突發狀況。但身爲一個醫師，並不能用一定的百分比，來掩飾發生事情時的醫療疏忽，或是未盡全力。有些醫師常常會對家屬說「我已經盡了全力」，但是當事情發生的時候，我相信我們所盡的全力，一定是不夠多，對於病患的照顧也不夠仔細、周全，才會讓病人在有些併發症發生的初期，不能即時發現予以救治。而當併發症發生到一定的程度時，再試圖以各種方法去彌補，常常爲時已晚。

對於李先生的往生，我一再的檢討自己、一再的翻閱病歷，也堅信在第一時間，我們有注意到，也有適當的給予處置。但是，情況總不如我們期待那樣能夠得到改善，反而逐漸惡化。如果可以，也許我們一開始就該選擇「迴腸造口術」，讓李先生帶著尿袋，就可以避免人造膀胱那麼多的併發症。現在說這些都已經沒有用，因爲李先生已經走了，再多的「如果」都不能改變這個事實。我不想祈求你們的諒解，只希望你們眞的能夠節哀順變，一家人勇敢的活下去。如果陳情書上所寫的任何指責，能夠寬慰你們的心情，那我願意全盤的接受，也讓我能分擔一些你們家庭失去父親的悲傷。

也許你們無法想像，我無法即時救回李先生，那時候心情的沉重和傷痛。當我在急救室裡握著他的手，看著監視器裡微弱的心跳時，我的內心在吶喊著：「老天，請你救救這個人，不要讓他離開摯愛的妻子和兒女，必要的時候，拿我的時間留給他吧。」可是內心一再的吶喊，畢竟抵不過病魔的摧殘，再多的念力也挽不回李先生的生命。我只能屈服於大自然的力量，畢竟人力有限，科學未能達到許多神祕境界，仍然讓我們在眾多藥物的強力治療之下，失去了他。

這半年來，李先生的身影，不時浮上我的腦際，在我爲病人開刀的時候、在我巡房看到他躺過的病床、甚至在我陪著家人吃飯睡覺時，我的眼前常常浮現李先生的身影，他對我講的話，以及我給他的許多「病一定會好起來」的承諾。記憶或許會變淡，但永遠無法從腦際裡被抹去，對於往生的病人，永遠是做爲一個外科醫師最沉痛的教材。

回想一年前，你們到台北慈濟醫院來找我求診，無非是希望藉著一個名醫的手，好好的治癒李先生的疾病。我可以體會你們抱著多大的期望，如今卻事與願違，我所能給你們的僅只是最大的失望。成爲一位泌尿科主治醫師已經二十二年，這段時間我不時努力鞭策自己、閱讀文獻、反省所做過的每一個手術，總希望能以自己的能力讓病人能夠得到最好的診斷與治療。如今我成爲一個眾所矚目的泌尿科教授，病人多得看不完，在日益累積的名聲和病人數之外，其實我也漸漸減少親自對病人的照顧時間。但縱然如此，我依然堅持當初行醫的理想，每天定時查房，只要人在花蓮，連週日都不例外，無非是想逼自己隨時照顧好每一個病人，因爲他們是那樣的信任我，把身體、生命交給我。我眞的不希望因爲個人一時的疏忽和偶爾偷懶，而讓他們在治療過程中，發生併發症或是任何的遺憾。然而，忙碌的行醫生涯以及教學活動，卻逼得我必須稍微疏離病人的直接照護，使得少數病人發生令人遺憾的結果。

疾病生理的變化瞬息萬變，有時我們可以預期它會發生，但發生的速度，卻常常無法預測。不幸的是，許多的瞬間變化，也常發生在我們休息的時候。吳先生發生病情惡化的那個週末，剛好是我在台北演講，無法留在花蓮照顧的時候。接到訊息時，內心惶恐不安，整夜無法成眠，第二天搭乘最早的班機返花，卻發現爲時已晚，但仍然心存一絲希望，心裡總是想著，該做的都做了，爲什麼病情還是無法控制？有那些地方是我沒想到、沒做好的，只不過再多的「如果」、再多的「早知道」，都是徒勞無功。

三年前有一位花蓮朋友的母親，因爲結石導致腎臟發炎住院，當日進行輸尿管取石手術，知道腎臟發炎厲害，留置導管，病情也趨於穩定，但卻在三日後，急速惡化產生敗血症，病人也在短短一個小時內，終至不治。那種晴天霹靂式的病情變化，我相信是老天對我們這些忙碌的名醫，所做的最大警告。我也不知道跟你們說這些話做什麼，只是想讓你們瞭解，李先生的往生，在我內心留下最深的烙印，那不只是一個挫敗的記號，更是有如椎心的刺痛。只不過，醫生對社會的使命，逼得我必須要在幾次深呼吸之後，再度提起精神去照料其他的病人，解決他們的病痛。午夜夢迴之際，那些存留在腦海、心底的傷痛病例，往往反芻般的回到腦際。如果可以，我眞的很希望忘掉這些事情，這也就是爲什麼在李先生往生後六個月，我根本沒有辦法面對這件事情，更沒有任何勇氣去面對李太太和你們的孩子們。

失去親人的傷痛我也有過，對於父親與母親的往生，身爲醫師的我和弟弟，都曾經經歷過束手無策的悲傷，只能讓他們的生命，一點一滴的在我們眼前流失。我們知道醫學的力量是有限的，因此，我和我弟弟，一個在泌尿科、一個在胸腔科，自行醫以來，一直秉持著一個理念，那就是要當個好醫生。不只是對病人好，而且要不斷的進修、充實自己，讓所有的病人都能得到最好的照顧、最新的醫療。然而，再多的精神、再好的體力，也會有需要休息的時候，再專注的醫療也會有分心的片刻。如果可能，我眞的願意坐在每一個病人的身邊照顧他，一直到痊癒出院爲止。

雖然在許多醫院同仁或是病患的眼中，我是個名醫，但我絕對不承認我是那種大牌醫師、那種置病人生命健康於不顧，只求自己的名利的庸俗醫師。我認眞的教學、認眞醫療每一位病人，對於每一位病人的不幸，不論是自然疾病的變化，或是醫療過程所產生的併發症，我都同樣感到悲傷，也因此慈濟醫院所調教出來的醫師，都同樣具備慈悲爲懷、視病猶親的特質。我們會勇敢的去面對醫療上不足的缺憾，也可以挺起胸膛來面對任何家屬對我們的責難，畢竟任何病人的不幸都是因爲醫療不足，或是不夠即時處置所造成。只是，醫療不足並不代表醫療不當；救治不夠即時，也未必是醫療上的疏忽。畢竟病人及家屬對醫師的期待，都是希望達到滿分。然而，每一個醫師的表現，卻往往很難每次都是滿分。當然，我選擇不再面對你們，一方面是對於李先生的往生，我深深感覺愧疚；另一方面，我也不希望因爲我的造訪，重新勾起你們內心的傷痛。請你們原諒我做這種自私的選擇，面對你們，我不相信會讓你們的內心得到任何寬慰，只會加深你們的傷感。

最後，我還是要請求你們的諒解，希望你們能夠好好保重身體，尤其是孩子們要更加的照顧媽媽，因爲在花蓮的那幾個月，都是媽媽在辛苦。爸爸走了，媽媽更需要你們的支持與孝順。如果悲憤能使你們稍微忘卻悲痛，那就請你們繼續保持這樣的心情，讓我來承受這一份悲痛吧！我則會打起精神來，永遠記得李先生給予我們的教訓，對於日後所有需要我們照顧的病人，我們將會更加努力不懈的照顧，不會讓李先生的不幸再度發生在任何一個病人的身上。我想，只有這樣子做，才能眞正安慰李先生在天之靈，也才對得起你們和整個關心慈濟、護持慈濟的十方大眾的期待。言謹於此。

後記

在寫完這封信之後的一個月，我接到李家師姐轉來的訊息，她們仍然希望我能與她們面對面，聽聽我的說法。我輾轉反側了幾天，答應了他們的要求。在另一次星期三到台北慈濟醫院門診，在看完門診的午后，我挺直了腰桿，前往李先生的家裡，與李太太和他們的千金，坐在客廳裡面對著李先生的遺照，我們有了一段談話。會談當中，我聽了李太太和女兒們的說法，我也盡量仔細的陳述我們整個的醫療過程。最後我像個學生似的坐在客廳裡，聽著李太太和其女兒給我的教訓。

失去親人的傷痛對於非當事者而言，往往無法完全體會。我們經常說我已經盡了力，但是對他們而言，這些盡力永遠是不夠的。其實他們請我來面對面的談話，並不是要得到什麼樣的補償，而是希望能夠聽到從我的口中對病人家屬說出一聲「對不起，我不夠盡力，才讓你們失去了家裡的支柱」。他們要聽到的是，我會將這個教訓深深的烙印在我的心底，對於以後的病人我會更加用心的照顧他們，不會讓他們重蹈李先生的覆轍。希望每一位我們照顧的病人，都能夠好好的活著走出醫院，不會再因為「未盡全力」的醫療而往生。在面談的兩個小時當中，其實我的心情十分平靜，並沒有因為與家屬面談而有絲毫不悅或是勉強的感覺。事後我請求李太太和她的女兒們要多保重，也跟李先生上了香，希望他來生再為慈濟人。

走出了李家大門，深深吸了一口氣，我突然覺得心情輕鬆了許多。原來過去一年來，雖然我堅持醫療並沒有疏忽，但是心裡仍然無法面對家屬的哀痛，讓我的心情一直糾結在一起，我沒有辦法輕鬆自若的過著日子或是照顧病人。如今完成了與家屬面對面的談話，彷彿卸下了千斤的重擔，讓我重新踏著輕快腳步回到醫院繼續我的醫療工作。

這個故事的結局告訴我們，不論你覺得自己有多理直氣壯，無論醫療有無疏失，其實當醫師的總是要面對病人，不要因為自認為沒有問題，閃避與家屬的會面，其實任何一個失去親人的家屬，總希望醫護人員能給他們最直接的撫慰，這才是我們身為醫者，能為病人所做的最後一件身後的事情。

泌尿小學堂

名醫是戴著荊棘的桂冠

我們要明白，在頂著名醫閃耀光環的背後，竟也要獨自默默承受醫療失敗後的錐心之痛。一個醫療的失敗，也許是生理自然的過程，也許是醫療不足，抑或是醫療疏失所造成的遺憾，不論是哪一種原因導致的結果，最後的痛苦都是家屬及醫師所要承擔的。這種痛苦不是我們平常可以承受的，有些失敗的病例隱藏在醫師的內心深處，一不小心的觸碰也會傾瀉而出。

家屬對於醫師一定是寄予相當大的希望，他們堅信把父親交給我們，一定沒有問題，所以根本沒有想過會有這樣的結果。當家屬跪在我的面前，向我表達最後的感謝，但也說了一句「你們太不小心了！」時，讓人痛徹心肺，無法忘懷。不論在醫療結果之後，有多少的批評及過多責備，身為醫師的人，在心裡承受這些煎熬，但總必須在深呼吸後又很快的再度站起來，整理思緒，重新面對各種挑戰。名醫，其實是戴著荊棘的桂冠，因為我們選擇行醫這一條路，就是選擇這一生要與苦難同行。

後記

我的功能性泌尿學的研究路

我「功能性泌尿學」的研究工作，從我在台大醫院泌尿科當第一年住院醫師時，就已經開始了。記得初到泌尿科，對於很多臨床實務都還不是很熟悉。總醫師謝汝敦告訴我：「我們門診有一台『膀胱壓力計』，你可以用那個儀器，來做一些膀胱功能的檢測，了解究竟病人有沒有膀胱出口阻塞？或是有神經性膀胱？這個領域現在全台灣幾乎沒有人在做，你好好的做，未來應該會很有發展。」

反正，總醫師告訴我要做，我就去做。因此每個星期四下午，我都會到門診檢查室，幫一些病人做檢查。其實，這個檢查很簡單，只要幫病人放一條導尿管，然後從導尿管灌進二氧化碳，由於膀胱逐漸脹尿，壓力就會改變。因此，可以偵測到膀胱在儲尿的時候，膀胱壓力及感覺的關係。當病人脹尿時，再讓他排尿，就可以看出病人的膀胱到底有沒有收縮的能力。

不過，因為要幫病人放導尿管，有時候會有點困難，有時病人會尿出來，甚至連大便都流出來，所以大部分的醫師都不願意去做這個檢查。我是剛進來的住院醫師，他們自然就把這個工作交給我，我不明究理，但總覺得也還蠻有意思的。我從這裡開始了我的功能性泌尿學的旅程！

在沒有網路的時代，要學習一個新東西並不容易。那時，科內也沒有這個領域的老師可以教我，於是我便到圖書館，根據關鍵詞查了一些資料。在圖書館裡，我必須要從資料庫裡面，把相關的論文期刊編碼查出來，然後再到期刊部，把那些論文找出來，一頁一頁的影印之後，再把它裝訂成冊。我就這樣子，經常抱著一堆研究論文下班，在家裡慢慢的看，看不懂，就再多看幾次，一直看到覺得好像有些懂為止。

不過，也因這樣的自我學習，我慢慢了解了在各種不同疾病時膀胱的變化，以及病人有下尿路症狀的時候，我們應該如何鑑別診斷。

到了第三年住院醫師，我便與台大婦產部謝長堯教授及李卓然教授，共同研究「根治性子宮頸癌手術」後膀胱功能的變化。記得當時，我們在手術前，都會做一次例行性檢查，確認病人的膀胱功能，手術後兩週、一個月以及三個月，再分別做一次檢查，觀察病人在術後可能產生的變化。這一個研究，也讓我在第二年得到「紀念謝有福教授論文獎」第一名的殊榮，成為我人生第一個獎項，也鼓舞了我繼續往這個方面發展。

在我第四年當總醫師的時候，蔡崇璋教授購入了一台「多頻道尿路動力學檢查儀」，那可是台灣第一台多頻道的檢查儀。它可以偵測膀胱內壓、腹壓、逼尿肌壓力、肌電圖檢查，以及排尿時的尿流速和排尿量。經由多功能檢查，我們可以清楚的看到膀胱儲存時，逼尿肌的變化、膀胱的適應性，以及膀胱收縮排尿的時候，壓力與尿流速的變化。雖然沒有影像，但對於很多不明原因的排尿障礙，都可以分析出來。由於當時還沒有應用軟體，為了要研究壓力尿流圖形的變化，我還將病人排尿時的每秒鐘壓力及尿流輸入電腦，再用繪圖機畫出圖形。

我也利用這個設備，與科內的同仁合作，為攝護腺肥大同時具有下尿路症狀的許多病人，進行手術前以及手術後的評估。研究中我們發現，其實很多被診斷為攝護腺阻塞的病人接受手術，並不是因為膀胱出口阻塞，而是逼尿肌收縮力低下，或是只是敏感性或膀胱過動症。這些沒有出口阻塞的病人，在手術後的追蹤，當然效果不好。不只是排尿情況沒有改善，有時候更會產生一些膀胱過動症惡化的後遺症。也因為這一個研究，讓我在男性下尿路症狀得到很多啟發，一連發表了五篇論文。在當時很少有論文發表的台大醫院泌尿科，可謂是一件相當令人興奮的事情！

我在一九八五年到一九八六年，奉派到沙烏地阿拉伯參加中沙醫療團一年。一九八六年回到台大醫院，當時對於婦女應力性尿失禁很有興趣，而且那時候應力性尿失禁的手術，都是以經腹開刀為主，很少人去做「經陰道膀胱頸懸吊術」。我看了一些相關的論文，便想，何不自己來做看看！因此便很大膽的，在我當第一年主治醫師的時候，勇敢地開始進行經陰道膀胱頸懸吊術。

對於婦女應力性尿失禁的研究，一直到現在，都還是我最主要的研究項目。而在手術方面，我也做了相當多的變革。因為我們在手術前後，都有幫病人做尿路動力學檢查，因此發現其實隱藏在應力性尿失禁的後面，還有很多我們不知道的膀胱功能的變化。這些都需要在手術當中做細微的調整，才能夠讓病人得到最好的治療結果。

當時，「經直腸超音波檢查」男性攝護腺蔚為風潮，也多了一項偵測攝護腺癌的利器。我就想到，何不利用這項檢查，來偵測婦女的應力性尿失禁？果真，在做了一些病人之後，我們發現，從陰道裡面做經直腸超音波檢查膀胱及尿道，可以對於婦女應力性尿失禁的解剖性變化，有更清楚的了解。

手術前，如果能夠詳細的觀察病人在用力咳嗽時，膀胱頸以及尿道的移動及張開的情形，在手術當中，就可以藉由這個解剖學的了解，而做吊帶的調整。在一九九〇年，我們便在美國泌尿學期刊（Urology），發表了這項檢查的臨床應用，這也是台大醫院泌尿科有史以來，第一篇在國際醫學期刊發表的研究論文。此後，我陸續把這個解剖性及功能性的檢查，應用在婦女應力性尿失禁的臨床診療當中。觀察病人在治療前及治療後的一些變化，同時也藉著膀胱功能的不同，在手術後療效的追蹤，連續發表了幾十篇相關的論文，成為台灣研究應力性尿失禁的權威醫師。

在手術的方式，也從原先膀胱頸懸吊術的方式，改變為使用腹直肌做懸吊，甚至後來更改為使用人工網膜，做為懸吊的材料。而這些研究的結果，也都陸續發表在《美國泌尿科醫學會（Journal of Urology）》期刊，使得我們在後續進行婦女尿失禁的臨床診療及研究，有了相當紮實的基礎。迄今，我還持續使用二十年前的手術方法。因為長期的追蹤顯示，這種方法一直有相當好的療效。有些病人在手術後二十年以上，都還維持著相當良好的治療結果。

我在一九九八年轉到花蓮慈濟醫院泌尿科擔任主任。這時候，我對於功能性泌尿學的研究更進了一步。那時，我們在花蓮看到很多脊髓損傷的病人，因為過去不當的排尿處置，導致相當嚴重的泌尿系統併發症。例如：腎水腫、腎功能衰竭、嚴重尿失禁、反覆尿路感染。而過去我們在處理這些病人，都是用非常保守的留置導尿管或是膀胱造瘻來解決。我看了很多的書，知道其實這些病人應該根據他受傷部位不同，而有不一樣的膀胱功能變化，或是膀胱出口阻塞的程度。而隨著受傷時間的延長，甚至會改變膀胱的功能，進而影響到腎臟。因此，我便藉著每年一次在醫院幫「脊髓損傷協進會」義診的時候，在花蓮檢查出很多病人的問題，進而開啟了我對於脊髓損傷病人的照護之路。

經由幫這些脊髓損傷病人的泌尿系統檢查，我了解到脊髓損傷病人動態性的膀胱功能的變化。有些可以修正，有些則需要用手術的方式來改變。也因此，開創了國內少見的大量脊髓損傷病人排尿照護的手術，以及併發症的處理。

我們發現積極的排尿處置，對於改善脊髓損傷病人的生活品質及減少併發症，有相當正面的意義。而這些研究成果，後來也陸續用到治療國內脊髓損傷的病人。同時，我在二〇一五年擔任台灣泌尿科醫學會理事長期間，也成立了「全國脊髓損傷排尿照護網」，希望藉著教育訓練國內各地方的泌尿科醫師，提供正確的診斷及治療原則，讓台灣五、六萬位脊髓損傷者的排尿障礙，可以得到解決，保護他們的腎臟，提高他們的生活品質。

我到花蓮慈濟醫院兩年之後，原本計畫接續以前在台大醫院未完成的出國夢，前往美國賓州大學附設醫院研習膀胱功能的基礎醫學研究，但後來因故無法成行。為了彌補這個缺憾，我便在醫院的研究中心，自己設立了一個動物實驗室。雖然沒有看過怎麼做動物實驗，但我從書上以及研究論文上的圖，自己模擬了各種的實驗設備，採購實驗的藥物，開始我的動物實驗旅程。

我們剛開始用的是兔子，後來改用大白鼠來研究膀胱的收縮力，在不同藥物的變化以及膀胱出口阻塞的影響。這些研究讓我花了很多時間，但也因此學到很多基礎醫學的觀念，日後應用到治療膀胱過動症以及膀胱出口阻塞和神經性膀胱，有相當大的幫助。尤其是在我們進行大鼠脊髓損傷，因為不知道怎麼做，所以就土法煉鋼的將大鼠的脊髓切開，放上止血棉，縫好傷口並且打抗生素。常常在第二天早上就發現有很多的大鼠，因為下肢沒有感覺，他竟然把自己的尾巴以及後腳都咬掉。在動物室裡面的鼠籠，常常可以看到殘缺不全的大鼠屍體，讓人怵目驚心！

我們這樣子的研究，大概維持了五年。做了很多基礎研究，也發表了為數不少的論文。但是這些研究，通常只是追隨國外研究的成果，並沒有太多創新的發現。後來我的助理問我：「郭醫師，你覺得這樣子有意義嗎？犧牲了那麼多小動物，卻換不到一些有意義的成果。我覺得是不是要考慮，把研究的重心放在病人的身上，一方面也可以得到研究的成果，另一方面，對於病人的診療，也有幫助。」真是一語驚醒夢中人！我才發現過去這五年，真的浪費了很多的時間，不過這些動物研究，確實也讓我在後來的臨床應用上，打下了很深厚的基礎。

下尿路的神經生理學及藥理學，應用在動物實驗上之後，後來也應用到臨床病人身上。尤其是治療膀胱過動症及間質性膀胱炎。我在一九九八年開始，建立了「錄影尿動力學檢查室」，經由壓力尿流研究以及X光螢光攝影檢查，同步對於一些複雜型的下尿路症狀，做了詳細的研究。這個錄影尿動力學檢查，到現在已經執行了二十三年，做過的病人超過二萬二千名，也讓我對於功能性泌尿學的各種各樣疾病，進入了一個新的研究殿堂。

利用這個錄影尿動力學檢查，我們可以了解到男性下尿路症狀不同的病因、婦女應力性尿失禁合併膀胱功能對手術的影響、脊髓損傷者排尿功能以及上尿路之間的關係、膀胱無收縮力的病人的診斷及治療後的變化、小兒脊柱裂神經性膀胱的診斷及治療指引，以及老年人下尿路功能的變化與反覆性膀胱發炎潛在下尿路功能障礙之影響。

經由每一個錄影尿動力學檢查，似乎可以看到不同的膀胱與下尿路的變化，也讓我們深刻的了解到，隱藏在下尿路症狀的背後，其實有許多複雜的排尿病理生理學。如果沒有透過影像與壓力尿流變化的觀察，其實很難正確診斷病人的病因，更不用說給予正確的治療。當然各種治療的結果，恐怕就不如預期。因此，我把它稱之為「下尿路症狀的精準治療」。

雖然錄影尿動力學檢查至今尚未被全世界普遍採用，但是我在參與國際尿路動力學檢查診療指引的編撰過程當中，早已把這樣子檢查的結果，寫在診療指引裡面。希望未來，當我們在給病人做侵入性的治療前，一定要確定診斷，這樣才能讓治療結果如預期的得到良好的療效。

大約從西元二〇〇〇年開始，為了要治療膀胱過動症，我發現國外已經開始採用肉毒桿菌素注射膀胱及尿道，來治療神經性的尿失禁以及排尿困難。我也趕快找了廠商，買了肉毒桿菌素開始做這樣子的治療。開始的時候，我自己揣摩如何注射，並且追蹤注射之後的結果。在注射的劑量、部位、以及病人的選擇上，有了相當多的經驗。後來我們也把這種注射，應用在男性的攝護腺肥大，但是病人因為具有內科疾病不適合手術的病人，也發現確實可以讓攝護腺縮小，讓病人恢復正常的排尿。

間質性膀胱炎方面，過去苦無對策，只能反覆的進行膀胱擴張，來改善病人症狀。後來我將肉毒桿菌素打在病人的膀胱內，發現對於膀胱疼痛的改善，以及膀胱發炎的消散，具有相當好的效果。而肉毒桿菌素應用在下尿路功能障礙，也開啟了我們在這方面領先國際的一個研究。

在參加國際學會的時候，遇到歐美學者，他們常常稱呼我為「肉毒桿菌先生」。因為我是這方面做得最多、經驗最豐富的一個醫師。外國人對研究的成果很看重，只有當你有豐富的研究成果時，他們才會對你刮目相看。也因為如此，我便成為許多國際藥廠爭相邀請的對象，不只是參與臨床試驗研究，也擔任過許多研討會的座長及講者。

個人在功能性泌尿學方面，到此似乎已經逐漸走上高峰。經由肉毒桿菌素的研究，我在助理們的協助下，也陸續展開了一些尿液生長因子以及發炎蛋白質的研究。發現了肉毒桿菌素的作用，可以利用尿液的生物標記，來加以證實。而由組織學的研究，我們也證明了肉毒桿菌素，確實可以降低間質性膀胱炎表皮下的發炎，進而改善病人的神經調控，讓他們可以減少膀胱疼痛，改善臨床的症狀。

這時，我的研究室來了一個很優秀的助理，她的名字叫做謝佳恆，佳恆大學時唸的是營養，接著到了臨床醫學研究所拿到碩士學位之後，便留在花蓮慈濟醫院皮膚科。後來因為皮膚科研究經費縮減，她被迫離開研究室。那時她不知道何去何從，恰巧她的研究所所長林銘德教授認識我，便問佳恆說：「妳要不要去找郭醫師看看？他那邊好像有很多的研究題目，或許他可以找個位置給妳做。」

佳恆長得很可愛，儀容整潔乾淨，看起來就是個聰明伶俐的女孩子。她告訴我以前在皮膚科研究室的時候，幫忙主任做了很多表皮細胞老化以及發炎的變化。我想到間質性膀胱炎的膀胱壁，本來就是會有因為發炎產生表皮破損的情形。於是我便告訴她：「或許妳可以利用這個題目，來做為妳博士班的論文。」因此，我請佳恆回去構思，如何擬定論文題目，構思研究的步驟。

佳恆沒有讓我失望。她回去之後，就她過去所學的基礎上開始發想，如果我們在病人的膀胱組織以及尿液組織，可以證明間質性膀胱炎病人比起正常人，有更高的膀胱發炎及尿液發炎蛋白的表現，而經肉毒桿菌素注射之後，這些發炎可以得到改善。同時也可以經由膀胱表皮下，一些與細胞凋亡相關的發炎蛋白質的表現，證明在發炎的程度與膀胱表皮的缺損具有相關性。而這些變化在經過肉毒桿菌素治療之後，又可以得到改善的話，至少我們可以證明膀胱的發炎反應與表皮缺損和病人的症狀之間，是具有極度相關的。

雖然這個研究稱不上是轉譯醫學，但是能夠利用病人的組織、臨床症狀，以及治療前後的改變，來得到證實，已經是相當不容易的博士班研究論文了。此後三年，佳恆便很認真的執行了這樣一系列的研究。相關的論文也陸續發表出來，而且深受國際學者的好評。在國際會議上，有些間質性膀胱炎的研究學者，跟我道賀說：「你們的研究相當傑出，非常具有臨床的價值。」其實，也因為我們使用肉毒桿菌素應用在間質性膀胱炎病人的結果，以及紮實的基礎醫學理論基礎，使得肉毒桿菌素在間質性膀胱炎的治療，被列為美國及歐洲泌尿科醫學會間質性膀胱炎的診療指引，這也是我們很大的一個光榮。而這個背後，就是佳恆每天辛苦工作得到的成果。

然而，我對佳恆其實相當嚴厲。記得她第一次拿著論文來請我看的時候，我看她本來是滿懷信心的坐在旁邊，聽我修改她的論文。但是因為我一向對於學生的論文要求都很高，因此，從頭批評到尾。什麼地方沒有證據？什麼地方寫得不好？什麼地方根據研究結果的判斷是不正確的。讓坐在一旁的佳恆，臉一陣紅、一陣白，整個人像失魂一樣的不知所云。當然在我面前，佳恆是很堅強的，但是回到研究室，據說她就趴在桌上哭了很久。

從此之後，她對於所寫的論文內容，都一定嚴加修改之後，才敢拿來請我看。也因此，她的研究論文陸續在許多著名的國際醫學期刊上發表，而佳恆也順利拿到博士學位。

然而不幸的是，佳恆在她得到博士學位之後沒多久，就發現她的骨盆有疼痛的現象。經過檢查發現，疑似有淋巴癌。再經過血液學的骨髓抽吸檢查，確定她是屬於慢性淋巴癌，需要進一步做化療，甚至是骨髓移植。這個晴天霹靂的消息，讓佳恆相當錯愕！我們也都很不捨。因為佳恆美好的研究生涯，才正要開始，老天給她這麼好的一個禮物，讓她在我們的研究室做出那麼好的成果，順利拿到博士學位，確又何其殘忍的給她另外一個打擊！不過，佳恆很堅強，在研究室的許多同仁的支持及照顧之下，她一步步的接受化學治療，很辛苦的在病房裡面，過著她反覆化療、放射線治療及骨髓移植的日子。

佳恆住院當中，還發生了一個感人的小插曲。佳恆自從化療之後，食慾明顯減退，精神也不太好，但她始終保持著微笑，很堅強的接受化療。有一天，我們一起去看佳恆，病房的護士告訴我說：「佳恆因為化療的關係，胃口不好，今天只吃了一小片鬆餅，以及一些高蛋白的飲料，希望我能夠鼓勵佳恆多吃一些。請她一天至少吃一個手掌那麼大的肉類，以補充體力。」

我到病房先跟佳恆聊了一下，談到她吃的東西，我問她：「妳想吃什麼東西？紅酒、炸雞，想吃什麼都可以，不一定要吃很健康的。吃得下去，讓自己體力增加，才是最重要的。」佳恆吞了口水說：「郭醫師，您還記得我們上次科內聚餐，一起在『千喜日本料理』吃的那些『明太子雞翅』、『胡麻豆腐』，好好吃喔！等我病好了之後，我一定要到千喜大吃一頓。」我問她說：

「為什麼要等到出院，現在想吃，就請同學去買啊！」她的同學在旁邊說：「哦，晚一點，我再去買。」

我離開病房走回研究室的途中，一面走，一面想，要讓佳恆吃到她喜歡的東西，為什麼還要等到晚上呢？於是我馬上打電話給千喜的老闆娘，請她幫我做一份「明太子雞翅」以及「胡麻豆腐」。老闆娘非常熱心，知道了佳恆喜歡吃這些東西，馬上請廚師製作，而且說：「這些小東西，我付得起，郭醫師，您就讓我來盡點心力吧！」

聯絡好之後，我便請郁琁去千喜把食物帶回來。郁琁騎著她的小綿羊機車，飛奔在秋夜的細雨中，在擁擠的車陣裡，她心裡想的，就是如何用最快的速度，趕到千喜，然後把食物取回來送到病房。我們那時候，又回到病房裡等著，假藉著跟佳恆聊天，聊聊現在研究室在做些什麼研究，其實就在等這份驚喜的到來。

大約過了二十分鐘左右，郁琁就把食物送到了。當病房的門打開，郁琁端著熱呼呼的「明太子雞翅」和「胡麻豆腐」送到佳恆的面前時，佳恆非常感動，她很興奮的把這些食物全部吃下去，吃到連手指上沾的「明太子雞翅」的油脂，都捨不得用衛生紙擦掉，而是用嘴巴把它吸得精光。我想，佳恆的感動，不僅僅是吃到食物的美味，不僅僅是那種出其不意的驚喜，而是同事們一起和她共同努力對抗疾病的心。當大家看到她吃東西滿足的樣子，像個天真無邪的小孩，所有的人都紅了眼眶。

那一段時間，是我們研究室氣氛最低迷的時候。大家都很不捨佳恆的生病，當然我們也給了她最大的溫暖和慰藉，然而，終究佳恆沒能度過難關，在治療一年後撒手人寰。

我在二〇〇九年，為了提升台灣功能性泌尿學的能見度，並且鼓勵年輕醫師多多進行這方面的臨床研究工作，在花蓮慈濟醫院舉辦了第一屆的「台灣下尿路症狀研究高峰會」，邀請了國內相關的研究學者專家以及年輕醫師，共同來參與。那次的研究高峰會非常成功，大家在一天半的會議中，盡情的探討研究方向，以及分享研究的成果。此後，在許多年輕醫師的要求下，我便開啟了花蓮慈濟醫院「排尿障礙治療暨研究中心」的研究討論會。

開始兩年，我們幾乎每個月舉辦一次，在每個月底的星期五下午三點半開始，除了花蓮慈濟醫院的醫師之外，有遠從台北、台中、高雄、台南的醫師，共同來參與。我會將過去我們的研究資料做不同的分配，除了交代我們的助理每個人一至兩題的題目之外，也會分配這些題目給來自全台各地的年輕醫師。他們也算是我的學生，大家一起在研究室會議中討論現在的研究進度，提出改進的方向，最後再寫成論文發表。在隔年，我們會將這些研究的成果，寫成摘要投到「美國泌尿科醫學會（AUA）」、「歐洲泌尿科醫學會（EAU）」、以及「國際失禁防治學會

（ICS）」，然後大家組團前去參加會議。

這十年來，我們每年幾乎都有十幾、二十篇論文投到這些醫學會。主治醫師們也都帶著家人一起與會，同時也暢遊開會的景點，成為我們排尿障礙治療暨研究中心，每年必須要做的事情，也激勵我們一定要隨時產生新的題目，研究出更值得發表的成果。

每次到國外參加學會，遇到韓國以及日本的教授，他們總不忘誇我一句：「今年你們又有那麼多篇的論文摘要被接受，在不同主題的會議中發表。你們到底是什麼樣的一個團隊？怎麼能有這麼多的材料，在各個領域都做這麼傑出的研究？」

其實，我在背後竊笑，哪有什麼？這是我們在花蓮經過長時間所收集的資料罷了。但是我總是笑一笑說：「這就是台灣的軟實力，謝謝你們的誇獎，我們還需要更加的努力。」

其實我們排尿障礙治療暨研究中心的助理們，絕大多數都不是本科系畢業。有些是念商專資料處理，有些是念高職，如果是大學畢業，也常是營養或是不相關的科系。但是她們到我們研究中心的時候，經由醫師們的指導，研究助理們之間的互相幫助，慢慢的成長。我責成她們每一次的研究室會議，她們都必須要學著上台報告她們所做的成果。

經過多年的訓練，其實有些研究助理的表現，都比我們的住院醫師還要好，甚至在會議討論中，還可以做出一些很好的結論，引導我們未來研究的方向。就這樣，我們的排尿障礙治療暨研究中心，也從臨床研究逐漸走向基礎醫學研究的蛋白質分析、組織學的研究，以及更進一步的轉譯醫學。

這三十年來，我的研究涵蓋各個領域，神經性膀胱、膀胱過動症、間質性膀胱炎、男性下尿路症狀、小兒尿失禁、老年人排尿困難，以及尿路動力學和臨床藥物學等方面。我們可以持續的累積許多病例，根據治療的結果來探討不同藥物組合，以及新藥的開發。利用尿液及組織學蛋白質的分析，來探討疾病的病理生理學和治療效果可能的機轉。而這些研究成果，陸續發表在國際醫學期刊上，如今已經超過三百篇SCI論文。我也受邀參與了許多國際疾病診療指引的編撰，甚至被相當專業的醫學科學雜誌邀請撰寫綜論及參與教科書章節的撰寫。

二十年前，在我擔任「台灣尿失禁防治協會」學術委員會主任委員時，便開始編撰一些排尿障礙相關的叢書，包括：《尿尿小事學問大》、《臨床尿路動力學》、《遠離尿失禁》、《排尿障礙》、《婦女泌尿學》、《排尿障礙病例分析》、《間質性膀胱炎》、《骨盆底功能障礙與治療》、《男性下尿路功能障礙》、《泌尿健康百科》、《神經性因排尿障礙》、《下水道的春天》、《尿與不尿之間》、《泌尿學》等專書，成為國內年輕醫師研修「功能性泌尿學」必看的參考書。為了讓泌尿科有一本本土化的專書，我也邀集了國內的泌尿科以及婦產科醫師，共同編撰了《臨床泌尿學》、《實用尿路動力學》以及《功能性泌尿學》等專書，提供國內學生以及泌尿科、婦女泌尿科專科醫師們參考。

這些在學術上的貢獻，其實都是源自於我們在三十年來，一直努力不懈的工作。如今，我也擔任許多著名的醫學雜誌編輯以及審稿者。每年要審查超過一百篇的投稿論文，我們自己每年則會發表十五到二十篇的研究論文，使得花蓮慈濟醫院排尿障礙治療暨研究中心的聲名遠播，而我們的研究結果，也大量的被引用在世界各研究人員的研究論文當中。二〇一九年我們很榮幸得到「國家生技醫療品質銀獎」的殊榮，更肯定了我們過去在功能性泌尿學方面的努力。

我來到花蓮，到今年已經滿三十四年了！在這個不算短的時間，現在回想起來，總覺得收穫滿滿。而我們為什麼會有這麼多研究的材料和想法，其實還是「以病人為中心」的醫療使命。為了要解決病人的病痛，我們必須要先有精準的診斷、精準的治療，病人才能夠因為我們的精準醫療，而讓病情得到最好的改善。

凡此種種，都是因為我們常常把病人，放在心中最重要的地位。無怪乎，我的太太常常會笑著問我說：「我可以當你的病人嗎？我覺得當你的病人好幸福！」然而，在幸福的背後，其實還是有我們這三十年來，辛苦的汗水和努力，才會有這些留下來令人欣慰的足跡！

國家圖書館出版品預行編目資料

這些年 我們一起寫下的故事——泌尿科醫師和他的病人／郭漢崇著.
-- 初版. -- 臺北市 : 原水文化出版 : 家庭傳媒城邦分公司發行, 2020.06
面； 公分. --（悅讀健康；157）

ISBN 978-986-98502-7-8（平裝）

1. 泌尿生殖系統疾病 2.醫病關係 3.文集

415.807 109004026

悅讀健康 157

這些年 我們一起寫下的故事——
泌尿科醫師和他的病人

作　　者／郭漢崇
選　　書／林小鈴
責任編輯／張慧敏・潘玉女

行銷經理／王維君
業務經理／羅越華
總 編 輯／林小鈴
發 行 人／何飛鵬
出　　版／原水文化
台北市民生東路二段141號8樓
電話：02-25007008　傳真：02-25027676
E-mail：H2O@cite.com.tw　部落格：http://citeh2o.pixnet.net/blog/
FB粉絲專頁：https://www.facebook.com/citeh2o/
發　　行／英屬蓋曼群島商家庭傳媒股份有限公司城邦分公司
台北市中山區民生東路二段 141 號 11 樓
書虫客服服務專線：02-25007718・02-25007719
24 小時傳真服務：02-25001990・02-25001991
服務時間：週一至週五09:30-12:00・13:30-17:00
讀者服務信箱 email：service@readingclub.com.tw
劃撥帳號／19863813　戶名：書虫股份有限公司
香港發行所／城邦（香港）出版集團有限公司
地址：香港灣仔駱克道 193 號東超商業中心 1 樓
Email：hkcite@biznetvigator.com
電話：(852)25086231　傳真：(852) 25789337
馬新發行所／城邦（馬新）出版集團
41, Jalan Radin Anum, Bandar Baru Sri Petaling,
57000 Kuala Lumpur, Malaysia.
電話：(603) 90578822　傳真：(603) 90576622
電郵：cite@cite.com.my

美術設計／李京蓉
內頁排版／游淑萍
製版印刷／卡樂彩色製版印刷有限公司
初　　版／2020年6月2日
定　　價／400元

城邦讀書花園
www.cite.com.tw

ISBN 978-986-98502-7-8